科学のとびら51

社会のなかに潜む毒物

Anthony T. Tu 編著

東京化学同人

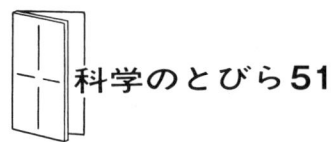

はじめに

二〇一二年三月に『ニュースになった毒』を出版したが、この本では現代社会を蝕むドラッグや食品の安全性など、新聞や雑誌で問題になった毒物について述べた。しかしわれわれの身のまわりには大きなニュースにならなくても危険な毒物が多い。一般的に安全と思われている家庭用品や医薬品でも、誤った使い方をしたり、間違って飲んだりすると中毒を起こすものである。ひどい場合には死に至ることもある。

日本人は世界で最も多くの、かつ多種類の海産物を食べている。海の幸はわれわれの生活を豊かにするが、なかにはフグのように食べて中毒を起こすようなものもかなりある。また、海水浴を楽しもうとして、クラゲに刺されたりして痛い思いをすることもある。われわれの身のまわりには案外危険な毒物が生活や行動を脅かしているものである。

毒物や薬による自殺や他殺事件も時々新聞や雑誌の紙面を賑わせている。今では死刑も薬による注射で行なわれるようになった。

われわれの安全な生活のためには社会のなかに潜んでいるあらゆる毒物について認識することも

大事になってきた。本書ではほんの一部だがそれらの潜在的な危険性のある毒物とそれから身を守る方法について述べた。

本書は四人の共同執筆により構成されている。この本が少しでも読者の安全な生活にお役に立つことがあれば、これほど嬉しいことはない。

二〇一二年六月

Anthony T. Tu（杜 祖健）

執　筆　者

A. T. Tu　コロラド州立大学名誉教授，順天堂大学 客員教授，
Ph.D.（理学博士）［1 章 A, D～H, J, K，2 章 B，3 章］

後藤京子　㈱フジタプランニング 海外調査部 主任研究員，
医学博士［1 章 B, C, I, K］

中川秀幸　徳島大学大学院 ソシオ・アーツ・アンド・サイエンス
研究部 教授，医学博士［2 章 B］

宮澤啓輔　元 広島大学 生物生産学部 教授，農学博士［2 章 A］

五十音順，［　］は担当箇所

目次

第一章　日常生活に潜む毒物

A　ダイエット薬

ダイエット薬は千差万別

現在では先進国を中心に食べすぎの人が増えて、肥満に悩む人が多くなった。特に若い女性にとって肥満は死活問題で、やせるためにダイエットピルを飲む人も多いようである。ダイエット薬というと、薬の一種とも思いがちであるが、現在販売されているダイエットピルは健康食品の一部として売られていることが多い。「薬」として広告すると法律で規制が多いが、健康食品として売れば、薬の規制にふれることなく比較的簡単に売ることができるためである。

ダイエットピルのなかには確かに効くものもある。しかし一見無害なようなダイエット薬でも、長く服用したり、大量に摂った場合、体に悪影響を与えるものも多い。漢方薬や健康食品は一般に無害と信じられているがそれは間違いである。濃度が低いものでも、たびたび使用するとやがては副作用が出て、健康を害するものもある。われわれの体は、体内にない化合物を異物として体外に排出しようとするが、摂り続けると、やがては悪影響をもたらすものが多いのである。

ダイエット薬は猛毒であるもの、毒性の比較的弱いもの、だいたい無害であるものなど、いろいろと種類が多く、そのメカニズムも千差万別である。ここではダイエット薬の全体像を鳥瞰する。ダイエット薬を摂る場合の参考にされたい。

肥満とは

肥満は体の中に脂肪分が特に多いことをいう。それを表示する方法はいくつかあるが、肥満指数または体格指数（body mass index：BMI）という指標がよく使われている。

肥満指数は体重（キログラム）を身長（メートル）の二乗で割った値である。ふつう一八・五〜二五くらいで、それ以上だと肥満と認定される。

$$\mathrm{BMI} = \frac{\text{体重(kg)}}{[\text{身長(m)}]^2}$$

やせる方法とは

やせるためにはいろいろな方法があるが、現在、米国ではスポーツジムが大流行である。人々はいろいろな運動器械を使って毎日三〇分〜一時間程度運動する。要は体にある余分な脂肪を運動で酸化させて減少させるためである。米国では一種の社交の場ともなり、女性たちが友達と一緒に定期的に運動に行く。私の三女もこういうグループに参加して毎週一回は皆でスポーツジムに行って運動するが、ちっともやせない。運動が終わるとお腹が減るので、皆でレストランに行って食べるからである。ダイエットは「言うは易く行うは難し」なのである。こういうわけで、運動する代わりにダイエットピルを毎日二〜三錠飲んでやせるほうが簡単で時間の節約になると思う人が多いので、ダイエット産業は大繁盛である。

日本や米国では、漢方薬、特に減肥と関連するものも好んで使われる。一般に漢方薬は作用が軽

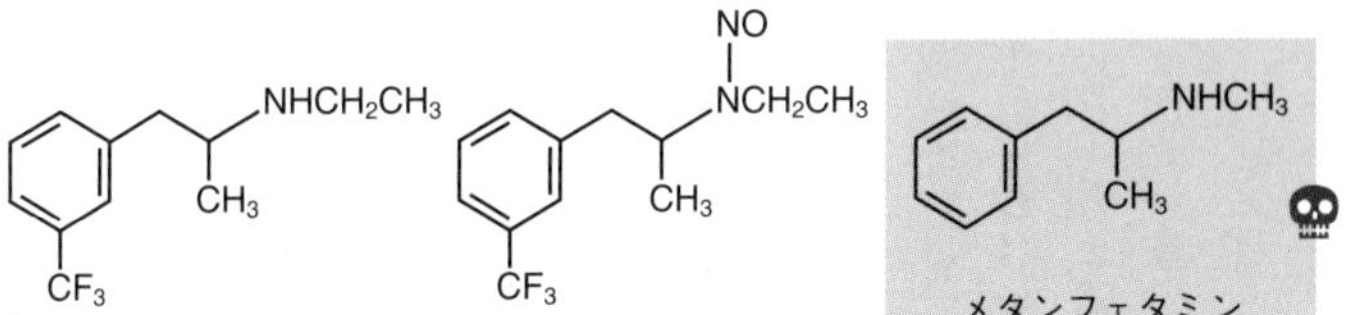

フェンフルラミン　　*N*–ニトロソフェンフルラミン　　メタンフェタミン（覚醒剤）

図 1　食欲抑制剤とされる化合物

く、副作用がないと思われているが、これは大間違いである。約四〇〇年前のパラケルススの名言は、二一世紀の現在でも通用する。彼は「ある物質が有毒であるかどうかは服用量によって決まる」と述べた。漢方薬でもたくさん服用すれば毒作用が起きる。漢方薬の作用がマイルドなのは、有効成分の濃度が低いからである。

ダイエット用の飲料や食品やピルはその種類もきわめて多く、作用の原理やメカニズムはわからなくても長年の人類の経験でいろいろなものが使われている。ここではそのほんの一部を取上げて、作用がある特定の原理に基づくものについて論じてみる。

食欲を抑えるダイエット薬

「お腹がすいた」とか「もうお腹が一杯」というのは、てっとり早くいえば脳の作用である。それならば、あまり食べなくても人工的に「お腹一杯になった」と脳に思わせることができれば食べすぎなくて済む。

この原理を応用したダイエット薬として、フェンフルラミンと*N*-ニトロソフェンフルラミンが有名である。これらを飲んだり食べたりすると、脳内でセロトニンの分泌が不全となり、お腹が減ったという気持ちがなくなる。いわゆる食欲抑制剤である（図1）。

しかしながら、これらの化合物は以下に述べるように有害なので、日米両国では使用が禁止されている。フェンフルラミンの構造は覚醒剤の一種であるメタンフェタミンとほとんど同じで、おもな違いは$-CF_3$基が導入されているのみである。

フェンフルラミンは肝臓に対しては悪影響はないが、肺高血圧症や心臓弁膜症を起こすので、一九九七年以来、米国では使用が禁止されている。*N*-ニトロソフェンフルラミンは肝臓壊死を起こし、ＡＴＰ合成の場であるミトコンドリア中のクリステを破壊する。これによってＡＴＰがつくられなくなり、すべての細胞が壊される。

中国から輸入されたダイエット薬の中には、フェンフルラミンや*N*-ニトロソフェンフルラミンがよく入れられており、これを使った人たちが日本で八〇〇人ばかり中毒になり、死亡者も何十人か報告されている。いわゆる中国製の減肥茶や抗肥満薬は要注意である。内藤裕史（『健康食品中毒百科』丸善、二〇〇七年）によると、これらの有毒物を含んだ漢方薬健康食品は非常に多く、いろいろな名称で販売されている。たとえば御芝堂《おんしどう》減肥《げんび》胶囊《こうのう》、茶素《ちゃそ》減肥《げんび》など、多くの商品が日本に輸入されている。中国を旅行した人たちが日本に持ち帰るというケースも多い。

また、われわれの体の中には大麻に含まれるカンナビノイドと結合する受容体が存在する。一つはＣＢ1とよばれ、中枢神経にある。もう一つはＣＢ2で、末梢神経にある。ＣＢ1をブロックすると食欲が減少するので、ダイエット薬となるわけである。ヨーロッパではＣＢ1をブロックする薬、たとえばリモナバン（商品名：Acomplia）という薬が使われている（図2）。しかしこの薬は憂うつ症や不安症などの心理的な悪作用がある。

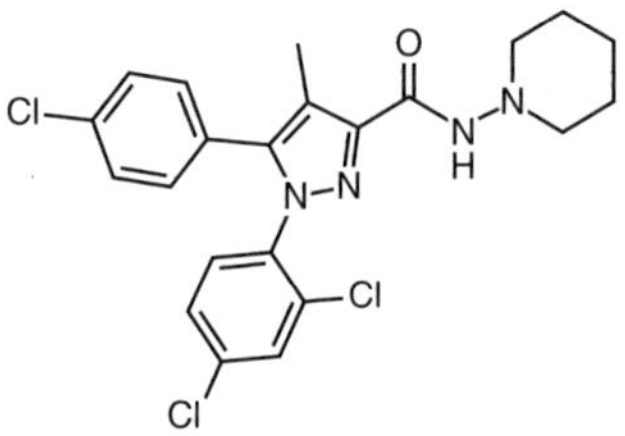

図2　リモナバン

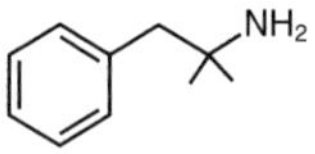

図3　フェンテルミン

このようにダイエットにはよくても副作用の多い薬もあるので注意が必要である。

代謝を促進するダイエット薬

いくら食べても太らない人がいる。これはその人の代謝の速度が速いので、食べたものがすぐに分解されてしまうからである。俗に「脂肪燃焼剤（fat burner)」といわれている代謝の速度を速める薬には刺激性のものが多い。シネフリン、ヨヒンビン、カフェインは代謝を促進するため、よく健康食品や健康茶の中に入れられる。

この種のダイエット薬は先に述べたように、やはり中枢神経に作用するが、そのうえ、脂肪酸化や炭水化物の酸化、代謝を促進するという作用もある。これらを簡単に述べてみる。

（1）フェンテルミン

米国で販売されているダイエットピルに「®ファスチン（fastin)」というのがある。これはフェンテルミンで、図3のような構造式である。ファスチンは中枢神経に作用し、食欲がなくなる。ファスチンはアミノ基を含んでいるから、おそらくドーパミンに影響するものと思われる。ファスチンを摂ると気持ちがよくなる（mood promoter）ので、

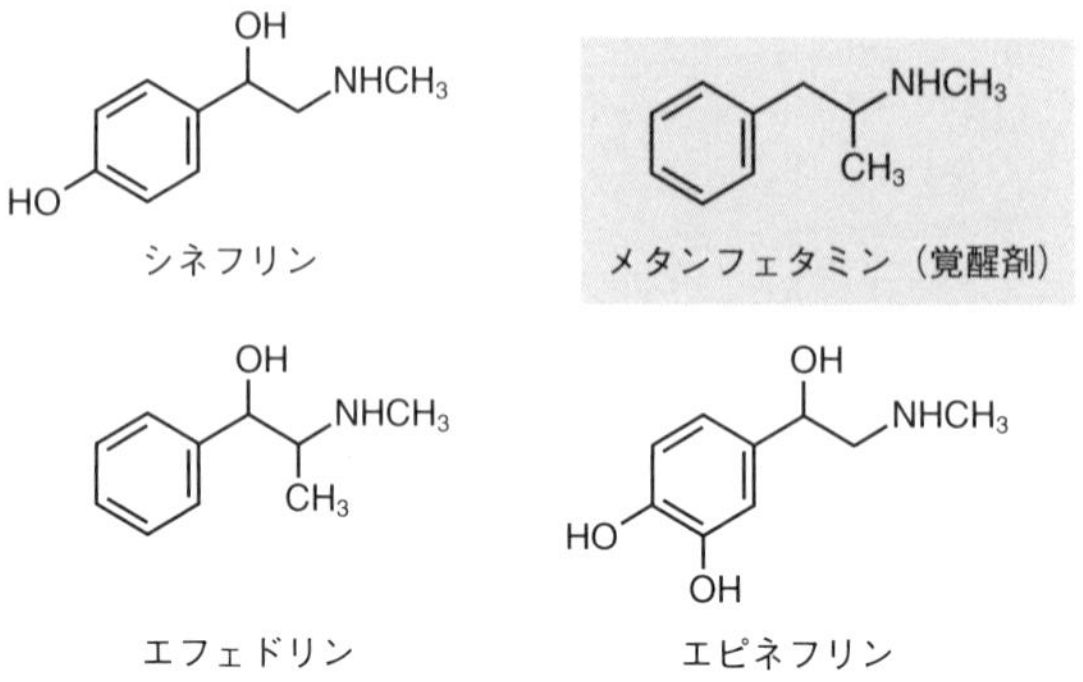

図 4　中枢神経に作用し，かつ代謝を促進するダイエット薬の構造式は，覚醒剤メタンフェタミンに似た構造のものが多い

一種の軽い興奮剤でもある。さらに代謝も促進し、脂肪の酸化を早める。ファスチンは比較的短期間に効果が出る。

（2）シネフリン

これはすっぱいミカンの一種（ダイダイ）の *Citrus aurantium* の皮に含まれる化合物で（図4）、代謝を短期間に促進する。脂肪燃焼剤の一種である。これは比較的安全とのことである。

（3）エフェドリン

構造式からみるとシネフリンと似ている（図4）。エフェドリンとエフェドラはよく間違えられるが、エフェドラは植物の名前である。中国では「麻黄」として知られている（写真1）。エフェドリンはエフェドラから抽出した化合物である。中国は麻黄を世界中に輸出しており、その量は三万トンにもなる。

シネフリンとエフェドリンの化学構造式をよくみてみると、覚醒剤のメタンフェタミンに似ていることに気がつくと思う。メタンフェタミンにも、シネフリン

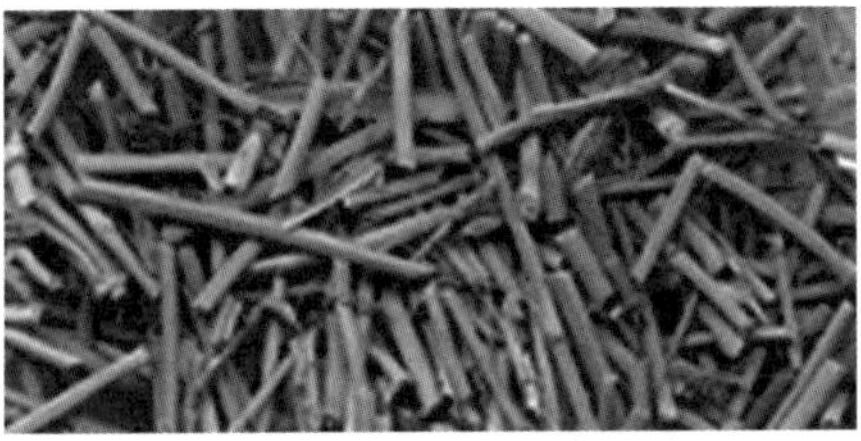

写真１　麻黄（エフェドラ）

とエフェドリンにも脳を刺激する作用がある。その理由はこれらの化合物が脳内にあるエピネフリンと構造が似ているためである（図４）。エピネフリンはやはり炭水化物の新陳代謝を促進する。一般に脳の刺激剤、興奮剤は代謝を促進する。

　こういうわけでダイエット薬、健康食品や健康茶には、カフェイン、唐辛子（カプサイシン）、エフェドリンなどがよく入れられる。なかにはこういうものが入っていることを書いていない場合もある。

　一九八三年に米国食品医薬品局は、エフェドリンとカフェインの混合物をダイエット薬や健康食品の中に入れることを禁止した。二種を混合すると悪い効果が増幅されるためである。しかし実際には、米国の店でもエフェドリンとカフェインを含んだダイエット薬はよく売られている。政府の取締りを逃れるため、たとえば「kola nut」というような違った名前で出し、成分を明記していないことが多い（写真２）。また、こういう製品はアングラ工場など、見つかればいつでも逃げられるようなところでつくられていることが多い。

　日本の厚生労働省でも、カフェイン（これ自体は禁じられていない）、エフェドリンをダイエット薬として使うことを禁止している。

　ここまでは中枢神経に作用するダイエット薬について述べた。つぎ

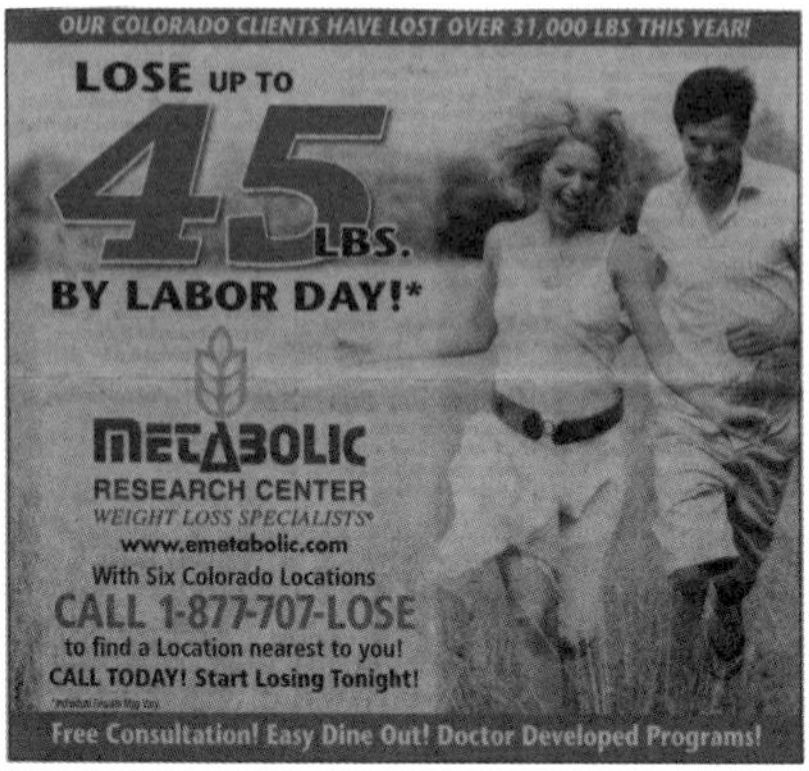

写真 2　米国の新聞のダイエット薬の広告（7月1日掲載）．Labor Day（9月のはじめの労働の日）までに，つまり2カ月で45ポンド（20 kg）やせると広告している

に、ほかの原理でダイエットに作用するものについて、いくつか述べよう。

脂肪や脂肪酸の吸収を防ぐダイエット薬

ダイエットの大敵は甘いものと脂っこいものである。いずれも摂りすぎると体に脂肪として蓄積するからである。やせるということは、脂肪の量を調整することでもある。

食品中の脂肪を食べると消化されて吸収される。そのメカニズムは図5に示したとおりである。一方でできた脂肪酸はリン脂質からもつくられる（図5）。できた脂肪酸のアルキル鎖（R）と補酵素A（CoA）が反応してRCoAになり、腸から吸収されて細胞内で酸化される。余分な代謝物は小分子から脂肪酸になり、やがては脂肪として体に蓄積される。そこで脂肪酸の吸収を防げば、ダイエット薬として効果があるわけである。

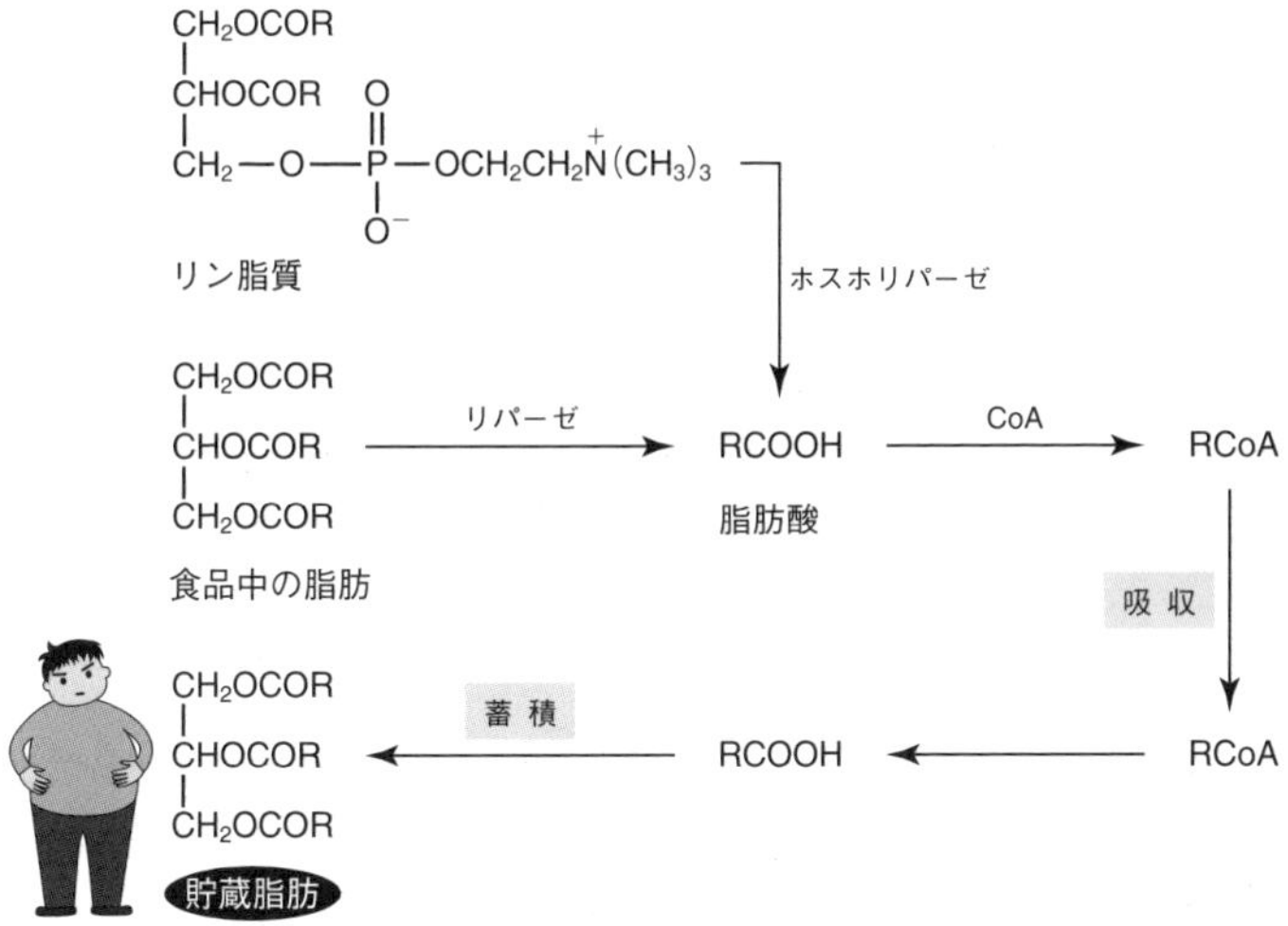

図5　体内での脂肪蓄積のメカニズム

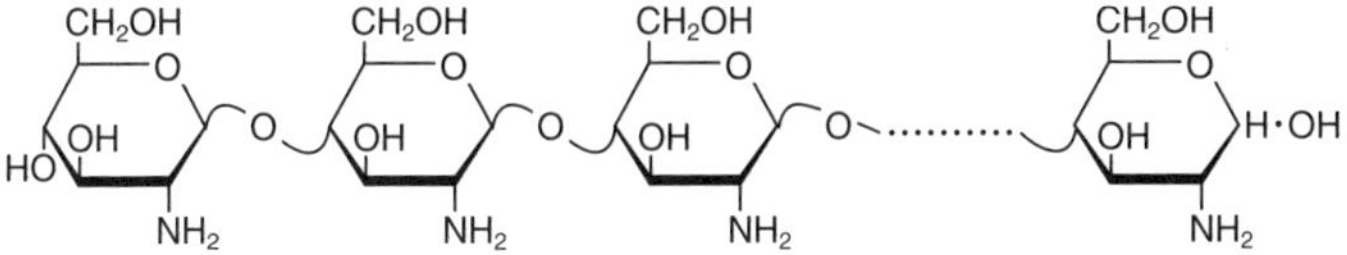

図6　キトサン

脂肪酸の吸収を防ぐ一つの方法は、「脂肪ブロッカー(fat brocker)」とよばれる薬を使うものである。これは大きな分子が脂肪酸と結合して、腸壁からの吸収を妨げる。大きい分子としてはキトサン（図6）などが使われる。キトサンはカニやエビの殻の成分である。Xenical（日本語ではゼニカル）とよばれている脂肪ブロッカーは、米国食品医薬品局の許可が下りている。脂肪ブロッカーの優れた点は、いくら食べても吸収されないので、食べ放題でも太らないということである。

しかし、実際には弊害がなきにしもあらずである。大きい分子が腸管にくっつくため、ほかの栄養分も吸収されにくくなるのである。便も生臭いものとなり、おならもよく出るという欠点がある。ゼニカルは食品医薬局が許可するくらいには有効なダイエット薬ではあるが、万全とはいえない。

漢方のダイエット薬や健康食品の中には、よくアリストロキン酸が入っている。アリストロキン

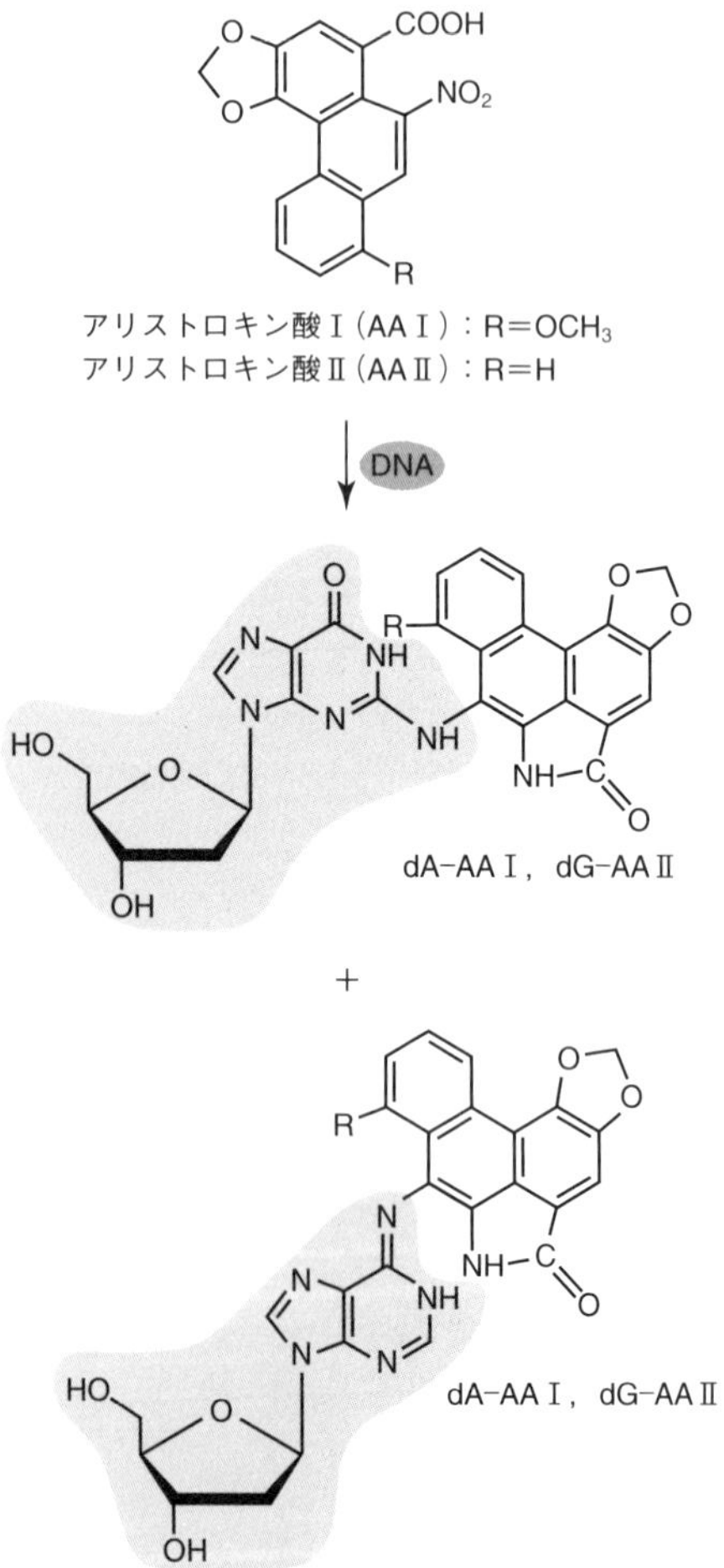

図 7　アリストロキン酸が遺伝毒となる理由は，DNA の塩基に結合し，遺伝子の構造を変化させるためである

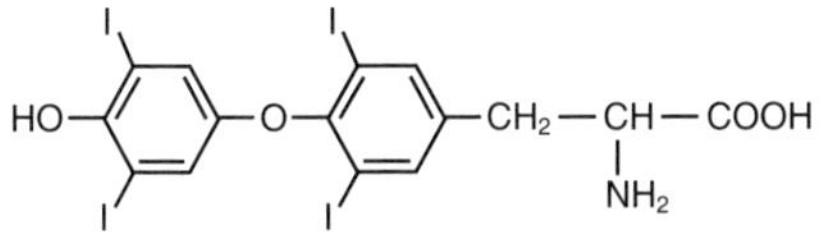

図８　チロキシン

酸も食欲を抑制するためダイエット薬としてよく使われている。はっきりした作用メカニズムはよく知られていないが、アリストロキン酸はホスホリパーゼA_2の作用を阻害する。ホスホリパーゼA_2の作用が阻害されると脂肪酸の生成が減少する。

しかし、アリストロキン酸は腎不全を起こし、遺伝子を破壊する発がん物質である。発がんの原因はＤＮＡを修飾するためである（図７）。米国食品医薬品局はアリストロキン酸の入った健康食品を摂らないように警告している。アリストロキン酸は多くの植物性健康食品の中に入っているが、米国でも販売は禁止されていないので要注意である。

甲状腺ホルモンの入ったダイエット薬

甲状腺ホルモン（チロキシン）（図８）が増えると体重が減ることは昔から知られていた。これはチロキシンが代謝を促進するためである。

このホルモンだけを使用したダイエット薬はないが、よくほかのダイエット薬に混ぜて売られている。ところが甲状腺ホルモンが混入していることを表示していないことが多い。甲状腺ホルモンを入れた健康食品は体重の減少によく効くが、甲状腺ホルモンの多量摂取は多くの弊害をもたらす。たとえば不整脈、骨粗鬆症を起こし、死亡することもある。

利尿薬でやせる

男性の体の六〇%は水で、女性ではだいたい六五%が水である。体の中で一番水分が多いのは血液で、九五%が水である。筋肉でも七五%が水である。

そこで体から水を取除けば体重が減る。つまり減量につながるはずと考えることは当然である。そのために利尿薬が使われる。日本の厚生労働省では、®ラシックスや®アルダクトンAは利尿薬として認められている。しかしそれは利尿薬としてであって、ダイエット薬として使ってよいというわけではない。

利尿薬をダイエット薬として使えば、確かに体重は減るが、体から排出される水分は、ただの水ではない。水の流れとともに、体中にあるいろいろなイオン、たとえばナトリウムイオン、カリウムイオン、炭酸水素イオン、炭酸イオンも水と一緒に排出される。イオンはわれわれの体内の作用に不可欠なものである。体内イオンのアンバランスが続くと死にも至る。また、水分が少なくなると腎臓結石を起こしやすくなる。場合によっては脱水症を起こす。したがって、利尿薬を含んだダイエット薬は体に有害であることはすぐに理解できる。

下剤でやせる

下痢をすると腸内の固形物が水と一緒に排出される。ならば、下剤を使って腸の中にあるあらゆるものを体から排出すれば、体重を減らすことができる。ただし下剤は体に吸収された食物成分は取除けない。腸の中に残ったものを排出するだけである。利尿薬のところで述べたように、水を体

第1章　日常生活に潜む毒物

```
        COOH                    COOH
         |                       |
         CH₂                     CH-OH
         |                       |
   HO-C-COOH              HO-C-COOH
         |                       |
         CH₂                     CH₂
         |                       |
         COOH                    COOH

       クエン酸              ヒドロキシクエン酸
```

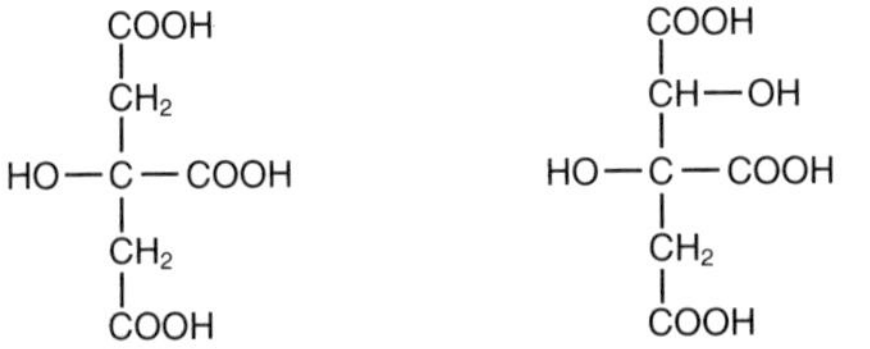

図9　ダイエットに用いられるヒドロキシクエン酸

から取除くと、あらゆるイオンも一緒に排出される。下剤を使っても同様である。水を取除くといっても、人には水が絶対に欠かせない非常に大事なものであるから、必要以上に取除くと脱水症になる。昔コレラは恐ろしい伝染病として怖がられていた。コレラの患者がなぜ死ぬかというと、下痢があまりにも連続して起こるので水分を失い、かつイオンを失って死亡するのである。だから利尿薬や下剤をダイエットのために使用してはいけない。

下剤をダイエット薬として定期的に摂ると、やがて体に悪い症状、たとえばむくみ、けいれん、脱水症、不整脈、動悸、心臓発作、腎不全を起こし、死に至ることもある。

利尿薬や下剤をダイエットのために使ってはいけないが、実際にはいろいろなダイエットピルや健康食品にすでに入れられていることがある。表示されていないので、知らずに使ってしまうことが問題である。

ヒドロキシクエン酸でやせる

ヒドロキシクエン酸は体の中に自然に存在しているクエン酸と構造がよく似ている（図9）。ヒドロキシクエン酸は東南アジアや熱帯でよく食べられる果物 *Garcinia cambogia*（マンゴスチンの一種）の成分であり、

15

漢方薬や健康食品にはよく混ぜられている。この化合物は比較的無害でやせる効果が早く現れるとのことである。Citrimax®という名でInterHealth Nutraceuticalsという会社から販売されている。

ヒドロキシクエン酸には食欲抑制の作用もある。なぜ効くかというと、炭水化物を脂肪へ転換する代謝中の酵素（ATP-クエン酸リアーゼ）の作用を阻害するからである。しかし科学的な研究報告は少ないので、はたして実際上のダイエット効果があるか、どんな副作用があるかはよく知られていない。

外科的手術によるダイエット

今まで述べたのはダイエット薬による方法で、主として化学的な原理に基づいている。最後に物理的な方法、つまり外科手術による方法を二つだけ簡単に述べる。

（1）脂肪吸引手術

ひと言でいえばこれは真空にした管を使って脂肪を吸引除去する方法で、簡単なように聞こえるがいろいろな弊害もある。まず費用が数十万円かかる。また吸引のとき脂肪と一緒に内出血を起こし、激痛を伴う。全身麻酔ですれば手術中の痛みはないが麻酔が切れると痛くなる。それから大事なのは脂肪の除去がスムーズに各所平均的に除かれないので、見た目でむらが起こる。

（2）胃のバイパス手術

この手術の原理は、食物を一部だけ胃に行かせ、大部分は栄養分を吸収しない腸の部分に接続する。こうすればいくら食べても太らないというわけである。実際には胃が小さくなるので、たくさん食べられなくなる。

私はこんな手術の方法があると、つい最近まで知らなかった。米国ではこの方法が割と一般的であると聞いた。さらに知人がこの美容手術をして死亡したと聞いて驚いた。手術というのはやはり危険を伴うもので、死亡率は一％というから危ないと思う。

以上のようにやせる方法はたくさんあるが、皆一長一短で、なかには命にかかわる方法もある。ほっそりした体になるのは多くの女性が望むところであるが、そのメリットとデメリットをよく調べてから使うべきである。

B　解熱鎮痛剤

家庭で最もなじみのある医薬品は解熱鎮痛剤ではないだろうか。深夜の急な発熱、頭痛や生理痛の治療薬としてどこの家庭にも常備されていることだろう。身近に存在するものだけに、事故も少なくない。二〇一〇年に日本中毒情報センターに相談のあった〇歳～一九歳までの誤飲事故は、九六五件と報告され、解熱鎮痛剤を成分に含む総合感冒薬の事故も加えると一二九七件にのぼる。

殺人事件に利用されたこともある。一九九九年に埼玉県で発生した保険金殺人事件で、健康食品と偽って、解熱薬を含んだかぜ薬をアルコールとともに大量服用させ死に至らせたことは、多くの国民を驚かせた。また二〇〇八年にデンマークで自殺未遂を起こした一〇代の少女の多くが解熱鎮痛剤を使用していたことが明らかとなり、解熱鎮痛剤の乱用が社会問題化した。少女たちは衝動的に自殺に走り、身近にある家庭用解熱鎮痛剤に手を出すからであろうと分析されている。

解熱鎮痛剤の成分

薬店で販売されている家庭用解熱鎮痛剤の成分には、アスピリン、イブプロフェン、アセトアミノフェンなど馴染み深いものとともに、二〇一一年一月から薬店で販売が可能となったロキソプロフェンナトリウムなどがある（図10）。

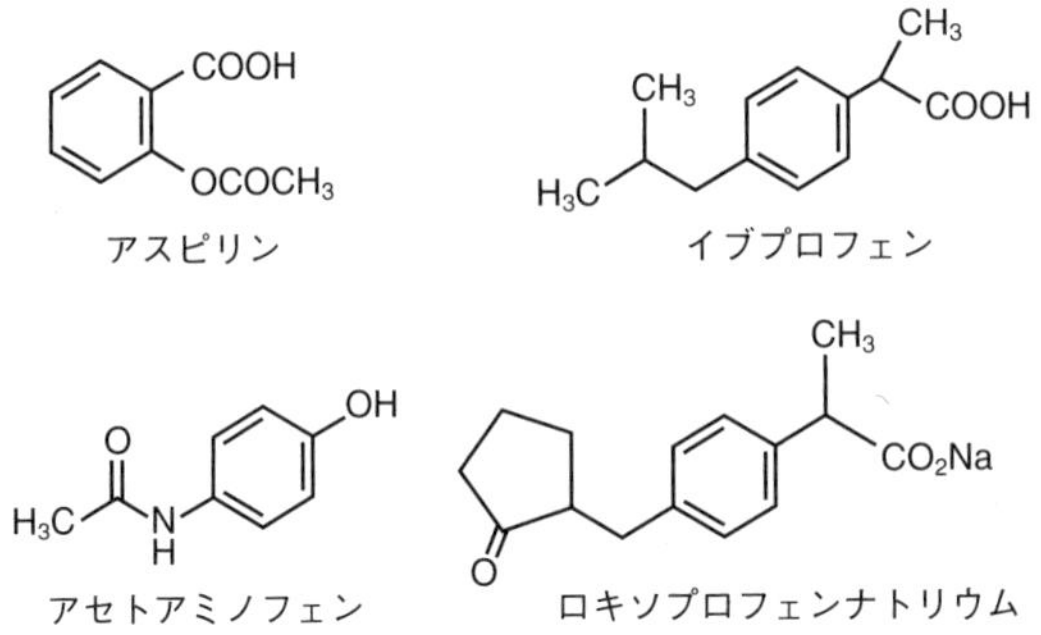

図 10　解熱鎮痛剤の成分

痛みを抑えるメカニズム

一口に痛みといっても、その種類も原因もさまざまである。頭痛だけに限っても、首や肩のこりによって生じる緊張型頭痛、血管が拡張して発生すると考えられている偏頭痛、ウイルスや細菌の感染が原因で発熱に伴って起こる頭痛、脳内の出血によって生じる痛みなどがあり、顔の表面（顎付近）に走っている三叉神経に血管が触れてその拍動の刺激によって生じる痛みなどもある。それらの痛みが体内でどのようにして生じてくるのかについては実はあまりわかっていない。ただ、何らかの刺激や炎症などが生じると、体内でプロスタグランジン（PG）という物質がつくられることが確認されている。

プロスタグランジンは体内に広く存在しさまざまな生理作用に関与する重要な物質で（表1）、おもにアラキドン酸を原料にシクロオキシゲナーゼ（COX）という酵素によってつくられる（図11）。このシクロオキシゲナーゼには1型（COX-1）と2型（COX-2）があり、COX-2が痛みや発熱に関与するプロスタグランジンE_2（PGE_2）をつくる。

表 1　プロスタグランジンの作用

	おもな作用
PGF_2	血圧上昇，生理痛や陣痛促進，腸管蠕動促進
PGE_2	血圧低下，分娩誘発，痛み誘発，発熱 インスリン分泌増加，胃粘膜保護（胃酸分泌抑制，胃粘液分泌促進）
PGI_2	血流の維持，痛み増強
PGD_2	睡眠誘発，粘液分泌促進

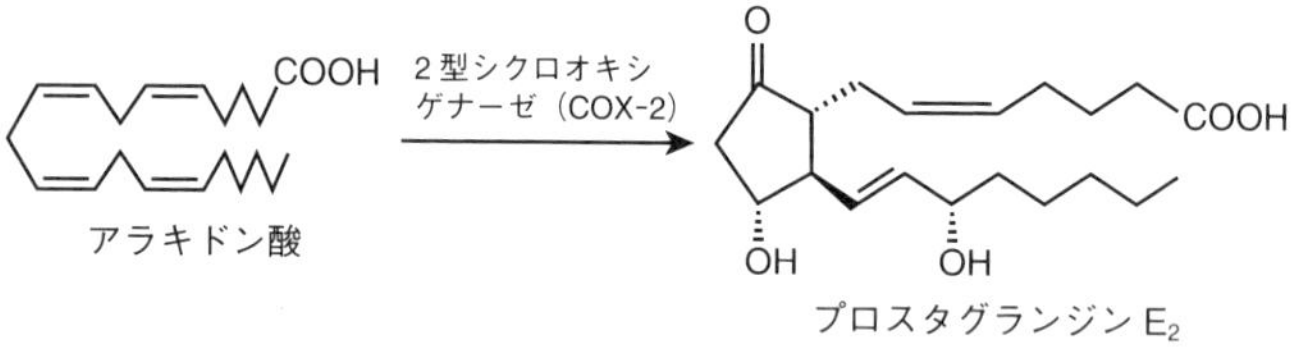

図 11　シクロオキシゲナーゼによるプロスタグランジンの生成

アスピリンとイブプロフェンは、このシクロオキシゲナーゼの働きを抑えることでアラキドン酸からプロスタグランジンができるのを阻害し、痛み、発熱、炎症を抑える。

アセトアミノフェンは鎮痛作用、解熱作用があるが、炎症を静める作用はアスピリンやイブプロフェンなどと比較して弱い。鎮痛のメカニズムはよくわかっておらず、体内でアセトアミノフェンから鎮痛物質へ変換され、脳において鎮痛作用を発揮すると想像されている。

副作用

副作用とは医薬品による治療で期待される以外の効果をいい、望まない効果や、害が生じる場合もある。解熱鎮痛剤の毒作用はなんだろうか。

（1）胃腸障害

アスピリンやイブプロフェンは炎症に関与す

るＣＯＸ‐２の働きを抑制するが、胃の粘膜保護（胃酸分泌抑制、胃粘膜血流増加、胃粘膜分泌促進）に関与するＣＯＸ‐１の働きまでも抑制してしまうため、副作用として胃腸障害が起こりやすい。特にアスピリンはＣＯＸ‐１抑制が強いため、消化性潰瘍の悪化をひき起こす可能性が強く、過去に消化性潰瘍の経験のある患者への使用を避けるよう警告されている。一方で、アスピリンはＣＯＸ‐１の抑制作用により、血小板の凝集作用（出血を止めたり血栓をつくる作用）をもつ物質（トロンボキサン）の生成を阻害するので、脳梗塞や心筋梗塞の再発を防止する治療薬としても用いられる。

ロキソプロフェンナトリウムは体内に吸収されたのち解熱鎮痛効果を発揮するプロドラッグとよばれる製品で、胃への負担が少ないといわれているが、ＣＯＸ‐１の働きを抑制するため、同じように胃腸障害、消化性潰瘍の悪化をひき起こす可能性がある。解熱鎮痛剤を服用するときには空腹時を避けたほうがよいのはこのような理由によるのである。

（２）アスピリン喘息

アスピリンの使用後、数分～数時間後に鼻づまり、鼻汁に続き、咳や呼吸困難などの喘息様の症状が出ることがある。症状は急激に悪化して死亡することもある。アスピリン喘息は一種のアレルギー反応であるが、子どもでは比較的まれで、成人で副鼻腔炎や喘息をもつ患者がアスピリンを使用した際に発症することが多い。ＣＯＸ‐１の抑制により気管支を収縮させるロイコトリエンという物質が過剰に生産されるためだろうと推測されている。アスピリン以外の解熱鎮痛薬で発症することもあり、その場合もアスピリン喘息とよばれる。アセトアミノフェンによるアスピリン喘息発症の報告はほとんどないが、喘息患者の症状を悪化させる可能性はあると考えられている。

（3）重症薬疹

アレルギー反応により重症の皮膚症状が現れることがある。初期症状は、皮膚の赤い湿疹、三八℃以上の高熱、眼の充血や目やに、唇や陰部粘膜のただれ、喉の痛みなどである。その後、皮膚の湿疹が拡大し、水疱（水ぶくれ）を伴うようになり、皮膚の剥離や肝臓障害が生じるなど急激に悪化することがある。眼の角膜のただれもひき起こすため、失明することもある。マイコプラズマやヘルペスなどの感染が契機となって生じることもある。

そのほかさまざまなタイプの重症薬疹があるが、共通の症状は発熱、全身に拡大する皮疹である。通常、解熱鎮痛剤の服用開始後二週間以内に発症することが多いが、まれに数ヵ月後に生じることもある。医薬品を服用中に、全身に拡大する湿疹や高熱が生じたときには服用を中止し、速やかに医療機関を受診する必要がある。

（4）急性脳症

発熱時に使用される解熱鎮痛剤ではあるが、アスピリンやサリチルアミドなどサリチル酸系医薬品をインフルエンザや水疱瘡などウイルスに感染した子どもに使用することは避けるように警告されている。数十年前米国で、子どもがインフルエンザなどに感染したのち、熱が下がり始めた頃に急に意識を失ったり、けいれんを生じるなど脳症の症状や肝臓障害を起こす事例が見つかり、死亡率も高かった。発見した医師の名前をとりライ症候群と名づけられた。ライ症候群を発症した子どもの多くがアスピリンを使用していたことがわかり、アスピリンの使用とライ症候群の発症には関連があると推測された。その後、アスピリンの使用が減少するに従い、ライ症候群の発症も減少したことから、アスピリンなどの使用について警告が発せられ、現在に至っている。

乱用および中毒

（１）薬剤誘発性頭痛

頭痛はつらいものであるが、解熱鎮痛剤を連日服用し続けていると、だんだん効果がなくなるばかりでなく、かえって痛みが強くなる。これは薬剤誘発性頭痛とよばれ、アスピリンを一ヵ月に五〇グラム以上服用したり、一ヵ月のうち一五日以上、三ヵ月をこえて定期的に服用し続けていると出現しやすい。本来の頭痛に加え薬剤誘発性頭痛の痛みが重なり、毎日激しい頭痛に悩まされることになる。治療は二週間程度すべての解熱鎮痛剤の使用を中止し、薬剤誘発性頭痛の痛みが消え、本来の頭痛だけになるのを待つ。患者には酷な治療法ともいえる。その後、本来の頭痛のタイプに合わせた治療をする。痛みがあるからといって毎日漫然と解熱鎮痛剤を使うことは避けたほうがよい。

（２）アスピリンの急性中毒

アスピリンを大量に服用すると、急性中毒を起こし、死亡することもある。体重一キログラム当たり二四〇ミリグラム以上を一度に服用すると重篤な中毒症状を起こす。一度に大量に服用すると胃の中で塊となり、吸収が遅れ、症状が現れるまでに長時間（七二時間程度）かかることがある。子どもが誤って食べたことに気づかず、三日後に発症したときには原因がさっぱりわからないということにもなるわけである。初期症状は、胃痛や嘔吐など胃腸症状であるが、その後血液中の濃度の上昇に従ってさまざまな症状が出現する。血液一ミリリットル当たり二〇〇～四〇〇マイクログ

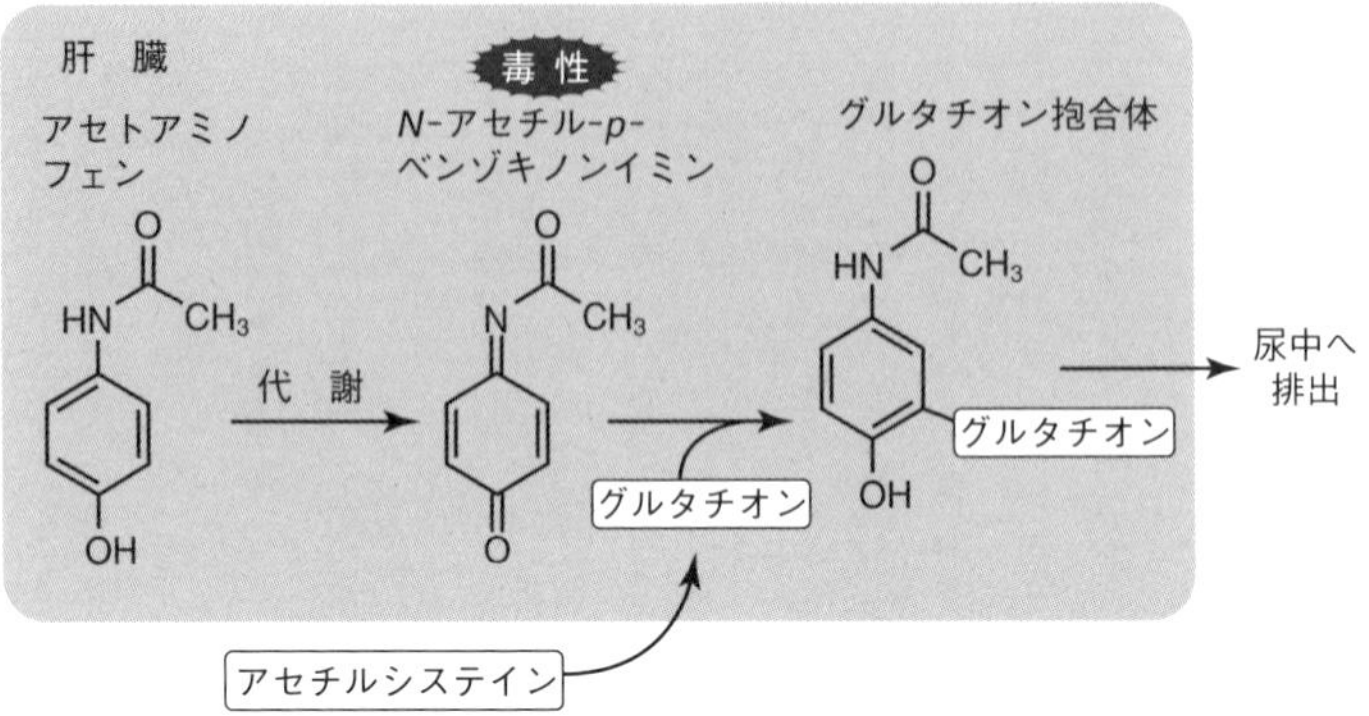

図 12　アセトアミノフェンの解毒

ラムでは、錯乱、耳鳴り、聴覚消失、めまい、複視などの中枢神経症状が、四〇〇〜九〇〇マイクログラムでは、発熱、けいれん、昏睡などが起こる。そのほか、過呼吸、出血、肝臓障害、代謝性アシドーシス、腎障害などの症状も生じる。重篤な場合は呼吸不全、ショック状態となり死亡する。

解毒剤はないため、胃洗浄、発熱やけいれん対策など対症療法が行われる。炭酸ナトリウムを投与して尿をアルカリ性（pH七・五〜八・〇）にし、吸収されたアスピリンの尿への排泄を促す。けいれんが発現したり、血中濃度が高い場合には血液透析することもある。

（3）アセトアミノフェンの急性中毒

アセトアミノフェンの急性中毒は体重一キログラム当たり一五〇ミリグラム（子どもでは一四〇ミリグラム）以上の服用で生じる。最も恐ろしいのは致命的な肝臓障害である。アセトアミノフェンが体内で代謝される際に、*N*-アセテル-*p*-ベンゾキノンイミンという毒性の高い物質が生じる。通常は肝臓中のグルタチオンというトリペプチドと抱合して排泄される（図12）が、大量服用するとこのグルタチオンを使い切ってしまうために、解毒しきれない分が肝臓細胞を傷つけ壊死を起こす。同じように腎臓においても組織内の細胞が壊死し、腎臓障害を生じる。

使い切ってしまったグルタチオンを補充するために、グルタチオンの前駆体であるアセチルシステインという物質が解毒剤として使用される。アセチルシステインの投与は、アセトアミノフェンを大量に服用したのち八時間以内が最も効果的であるが、二四時間以内であれば有効とされている。しかし、一度に大量摂取した場合には、アスピリンの場合と同様に症状が出るのが遅れる（二四時間程度）ので、治療の開始が遅れないように速やかに受診する必要がある。アセトアミノフェンによる肝臓障害の発生と血液中のアセトアミノフェン濃度とは密接な関係があるので、血液中の濃度を測定しながら解毒剤を投与する。血液中からの薬物を除去するために、血液透析をすることもある。

（4）イブプロフェン、ロキソプロフェンナトリウムの急性中毒

どちらも血中濃度との相関は示されていないが、嘔吐、消化管出血、頭痛、耳鳴り、血圧低下、急性腎不全、代謝性アシドーシスなど、同じような症状が出ることがある。

医薬品は適切に使用しても副作用が出ることがあり、少量の誤飲でアレルギー反応が出ることもある。子どもの手の届くところに置かないよう万全の注意が必要である。

C　煙たがられるタバコ

最近空港や駅など公共の場はほとんど禁煙になっており、肩身の狭い思いをしている喫煙者も少なくないだろう。禁煙の場所が増えたのは、吸っている本人だけでなく、副流煙（くゆらしているときにタバコの先から出る煙）を周りの人が吸うこと（受動喫煙）になるからである。タバコを吸うと頭がすっきりしたり、気持ちが落ち着くなどの効果があるが、煙に含まれる成分には体に悪いものがある。また、タバコの葉自体はまぎれもなく毒物で、家庭内では乳幼児のタバコ誤飲・誤食事故も発生している。たかがタバコとあなどってはいけない。タバコ一本に含まれるニコチンは乳幼児の致死量に匹敵すると考えられている。日本中毒情報センターの統計によれば、二〇〇九年に吸い殻を含む紙巻きタバコ関連の事故相談件数は三五〇八件と報告され、ジュースやビールの空き缶を灰皿代わりに使用したのち、誤って吸い殻の浸った残りの液体を飲んでしまうという大人の事故も起こっている。

タバコの成分

タバコは *Nicotiona tabacum* という植物の葉を加工して作られる。葉をそのまま巻くと葉巻、刻んだ葉と香料を混ぜて紙で巻いたものが紙巻きタバコである。香辛料などを混ぜて製剤化し煙を吸

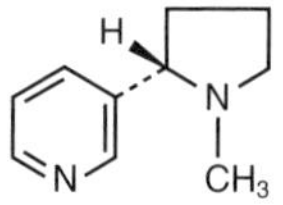

図 13　ニコチン

わずに噛んで味わう噛みタバコ、粉末を鼻から吸ったり、ペースト状の製品を鼻の中や歯ぐきに塗ったりして使用する嗅ぎタバコなどさまざまなタイプのものが販売されているが、原料は同じタバコの葉である。

　タバコを吸う（嗅ぐ）ことで何が体に入ってくるのだろうか。頭をすっきりさせたり落ち着かせたりする主成分はニコチン（図13）である。それに加え、タバコの燃焼によって生じる一酸化炭素、窒素酸化物などのほか、さまざまな化学物質が生じ、喫煙者が吸い込む化学物質の数が五〇〇〇をこえると考えられている。喫煙者あるいは受動喫煙者の肺は、ニコチン、一酸化炭素、窒素酸化物、アセトアルデヒド、アンモニア、ホルムアルデヒド、シアン化水素、ヒ素、カドミウムなど毒性の高い物質や、ナフチルアミン、ニトロソアミン、ベンゾピレンなどの発がん物質にさらされているのである。

タバコは体に悪い

　煙に含まれるさまざまな物質の影響を最も受けるのは呼吸器である。気管支や気管支末端にある肺胞が化学物質に刺激されて炎症を起こし、咳や痰などの症状が出る。さらに炎症が進行すると、気管支の壁が厚くなったり、濃い痰が増えて気道を詰まらせたり、肺胞が破壊されて酸素を十分に取込めなくなったりして、息切れや息苦しさを感じるようになる。最終的には慢性閉塞性肺疾患とよばれる状態になり、常時呼吸困難な状態となる。

　そのほか、ニコチンや一酸化炭素が心臓の冠状動脈などの血管を硬化させ、狭心症や心筋梗塞、

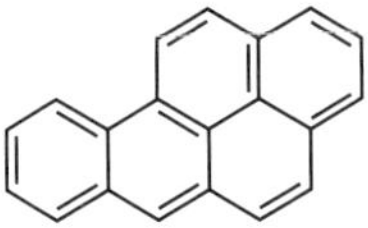

ベンゾ[a]ピレン

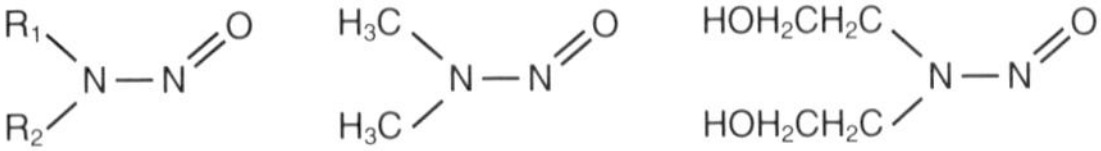

R₁、R₂ ニトロソアミン

H₃C、H₃C N-ニトロソジメチルアミン

HOH₂CH₂C、HOH₂CH₂C N-ニトロソジエタノールアミン

図 14　発がん作用をもたらすベンゾピレンとニトロソアミンの構造式

脳梗塞などを生じるとも考えられている。

　煙中に含まれる有害物質の粒子は室内の低い所に落ちやすいため、ペットのほうが人よりも影響を受けやすく、ネコの悪性リンパ腫や、イヌの鼻腔がんの発症リスクが上がるなどの報告もある。ということは、きっとハイハイするくらいの小さな子どもにもよくないだろう。

　喫煙による発がんのメカニズムはいまだ明らかではない。ベンゾピレンやニトロソアミン類（ニトロソジメチルアミン、ニトロソジエタノールアミン）などの物質（図14）は発がんイニシエーターとよばれ、遺伝子変異を生じさせると考えられている。遺伝子変異が生じても、体内にはそれを修復しようとする働きがあるので、すぐにがんになるものではない。しかし、タバコの煙に含まれる窒素酸化物のように、発がん作用はもたないが、変異した細胞の分裂を促進させる作用をもつ発がんプロモーターとよばれる物質が体内で作用すると、がんを発症しやすくなる。

　タバコの煙中にあるベンゾピレンやホルムアルデヒド、活性酸素などはイニシエーターでもあり、プロモーターでもある。

28

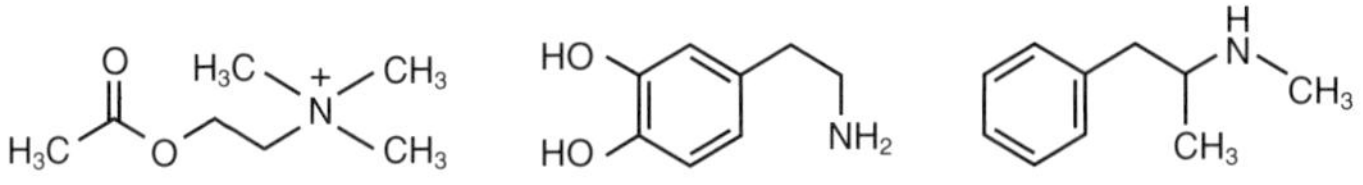

図 15　アセチルコリン，ドーパミン，メタンフェタミンの構造式
これらはニコチン（図 13）ともよく似ている．

タバコは完全な発がん物質なのである。国際がん研究機関はタバコおよび煙を最上位のグループ１（人に対して発がん性を示す物質）と分類しており、世界保健機関（ＷＨＯ）も発がんの危険性について警告を発している。

タバコはどうしてやめられない？

禁煙がつらい理由は、麻薬と同じで習慣性によるものである。そもそもどうしてタバコを吸うと「気持ちが良い」のだろうか。煙に含まれるニコチンは肺から吸収されて、十数秒で速やかに脳に到達する。そして神経の末端にある「ニコチン性アセチルコリン受容体」に結合し、受容体からドーパミンなどさまざまな神経伝達物質を遊離させる。ドーパミンはその構造が覚醒剤メタンフェタミンと似ており（図15）、脳内の覚醒剤ともいわれる物質で、中脳の辺縁系（側坐核）という位置のドーパミン作動神経を刺激して、高揚感などの快感をひき起こすと考えられている。これは覚醒剤など薬物依存のメカニズムと類似している。

ニコチンが脳から消失して快感が短時間で消えると、再度快感を得るために喫煙を繰返すことになる。反復を繰返すうちに、今度はニコチン性アセチルコリン受容体からドーパミンが遊離しにくくなってくる。同じ程度の快感を得るためには脳内のニコチンの濃度を上げる必要が生じ、喫煙量

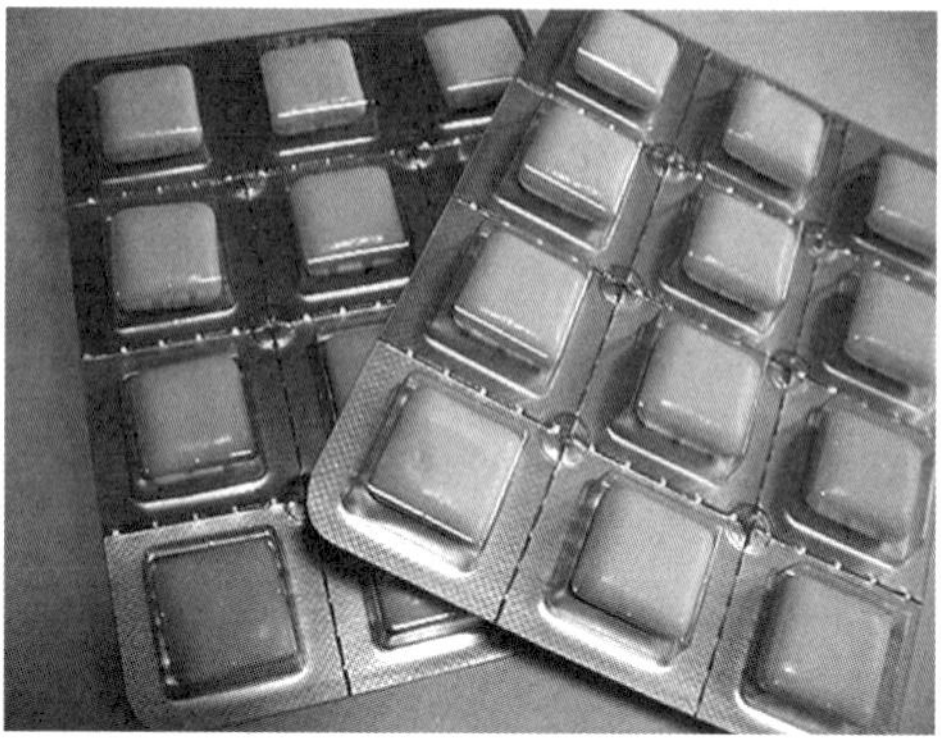

写真3　ニコチンガム

が増えていくと考えられている。

禁煙を助ける薬

禁煙すると、ドーパミン不足から焦燥感やイライラ、集中力低下、不安、抑うつ気分などのいわゆる禁断症状（専門的には離脱症状という）が出現する。このようなニコチンの習慣性に打ち勝ち、禁煙を成功させるためにさまざまな禁煙補助薬が開発された。

（1）ニコチン製品（ガム、貼付剤）

ニコチンを補充し徐々にその量を減少させることによって禁煙を持続させるものである。

ニコチンガムは一九九四年に医療用医薬品として承認され、二〇〇一年からは医師の処方箋がなくても薬局で購入できるようになった（写真3）。ガム一個中にイオン交換樹脂と結合したニコチンが二ミリグラム含まれており、ガムを噛むとニコチンが放出されて、頬と歯ぐきの間の口腔粘膜からニコチンを吸収させるものである。

ニコチンパッチは二〇〇八年から薬局で購入できるよ

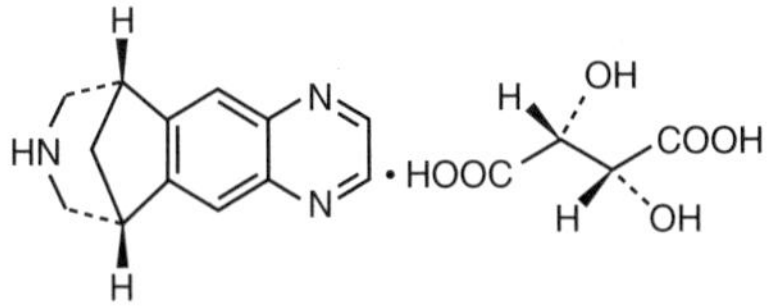

図 16　禁煙補助剤として使われるバレニクリン酒石酸塩

うになった。ニコチンが一定量徐々に放出されるように設計された貼付剤で、ニコチンが皮膚から吸収され血液中のニコチン濃度を一定（五～一五ミリグラム程度）に保つものである。もっと含有濃度の高いものもあるが、医療用医薬品なので医療機関で処方してもらう必要がある。

これらのニコチン製品は正しく使用すれば問題はないが、タバコと同様に乳幼児が大量に誤食したり、パッチを多量に貼付したりすれば、体内に吸収されるニコチン量が増加して、ニコチン中毒症状である吐き気、嘔吐、発汗、下痢、頭痛、めまい、筋肉痛が生じたり、重症になると意識障害、けいれん、呼吸不全などを生じる可能性もある。

（２）バレニクリン製品

ニコチン性アセチルコリン受容体そのものに作用するバレニクリン（図16）が、二〇〇八年から禁煙外来で医師の指導のもとに使用されている。ニコチンを遮断し、同時にドーパミンを少量遊離させる働きをもつので、禁断症状を緩和できる。またバレニクリン使用中にタバコを吸ってもニコチンによる快感が減るため、禁煙の成功率が高いといわれている。

しかし、日本より一足早くバレニクリンの使用が開始された米国などでは、使用中にもともとあった統合失調症、躁病、うつ病などを悪化させたという報告があり、医師の指示に従い注意して使うことが重要である。

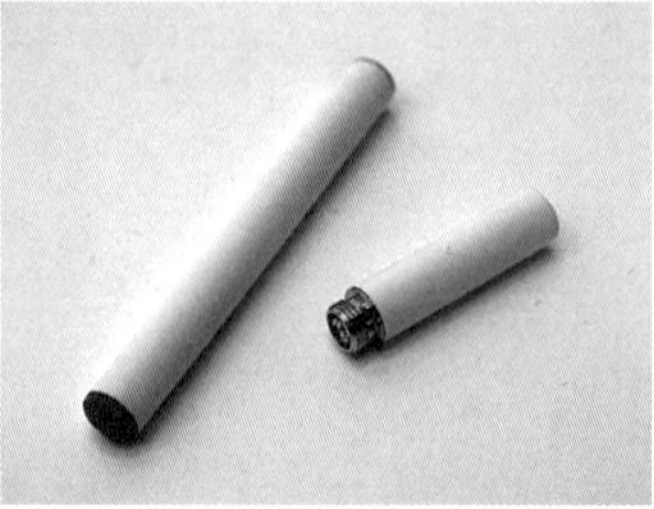

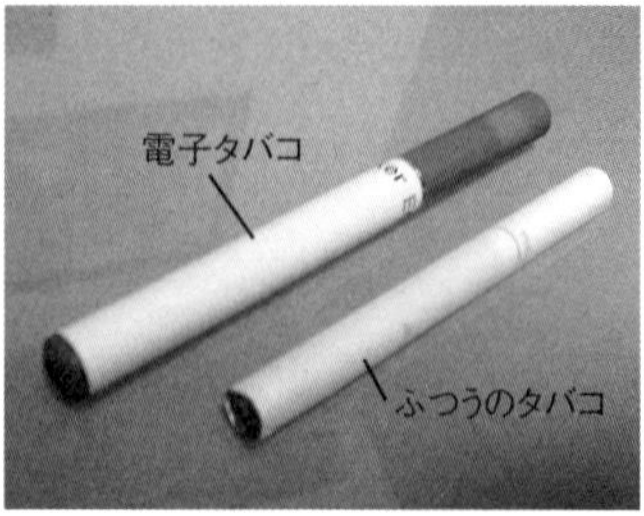

写真4　電子タバコ

（3）電子タバコ

近年、タバコ代替品として電子タバコが販売されるようになった（写真4）。バッテリーと、液体成分を封入したカートリッジ部分からなるタバコ型製品で、カートリッジ側から吸込むと、バッテリー側の先端が赤く点灯し、カートリッジ内の液体成分（メントールなどハーブの成分と、グリセリン、プロピレングリコール、水分など）が電気的にミスト化されて出てくる。

日本製品は、ニコチンを含まず、火によって発生するタールや一酸化炭素もなく、副流煙による健康被害が生じないとして脚光を浴びてきた。しかし二〇一〇年八月に国民生活センターの商品テストにより、ニコチンを含まないとされる製品からニコチンが検出されたことが報告され、問題となっている。海外では、ニコチンを含む製品も販売されている。

タバコ誤飲時の応急手当

紙巻きタバコ一本には二〇ミリグラム程度のニコチンが含まれており、この量は乳幼児の致死量に相当すると考えられている。タバコの箱に記載されている「ニコチン一ミリグラム」とは煙で吸引した場合のニコチン量で、フィルターに吸着する分が引かれているためタバコ自体のニコチン量を示しているものではない。

万一、乳幼児が口の中にタバコを入れているところを発見した場合には、すぐにタバコの葉をかき出し、ハンカチなどで口の中をぬぐう。残っている吸い殻やタバコの量を見て、二センチメートル以上食べてしまっているようであれば、医療機関を受診する。ほんの少量の誤飲であれば数時間様子を見て、嘔吐などの症状が出れば受診する。その場合に水や牛乳を飲ませてはいけない。ニコチンは水に溶けやすい。胃の中は酸性が強いのでタバコの葉からニコチンが溶け出す速度はゆっくりだが、水分を飲ませてしまうと胃酸が薄められて溶け出しやすくなるため危険である。

タバコの葉が水に浸っていた場合にはニコチンが溶け出しており、吸収されやすくなっているので、誤飲した場合はすぐにけいれんや意識低下など重篤な症状をひき起こす可能性がある。乳幼児の場合には救急車を呼んで速やかに受診する。成人の場合には水をコップ半分から一杯程度飲んで吐く。その後受診してもよい。ただし、けいれんを生じていたり、意識がない場合には吐かせてはいけない。

少量の誤飲ならば、数時間注意深く観察し、変わりがなければ安心してもよいが、念のため一日程度様子をみる。

D　バイアグラは安全か

バイアグラは何に使われるか

一九九八年、米国食品医薬品局がバイアグラ（Viagra）を勃起不全治療薬として許可して販売が開始されて以来、多くの年配の男性に愛用され、中高年男性にとって歴史始まって以来の救世主とまでいわれるようになった。製造・販売元のファイザー社は一九九九年〜二〇〇一年の三年間、バイアグラの売上げがなんと一〇億ドルにもなった。今は売れ行きが少し落ちたが、それでも世界中で二五〇〇万人に愛用されている。その後、他社からも同じような勃起不全治療薬としてレビトラ（Levitra）やシアリス（Cialis）が販売されるようになったが、ファイザー社の市場占有率はまだ九〇％を維持している。毎日、私の「Spam」（迷惑メール）に二〇通くらいの広告がくるが、その七〇％はバイアグラの通信販売である。数年前、中国の北京に行ったとき、繁華街でバイアグラが売られていた。このことからもバイアグラは一般的に使用されていることがうかがえる。

バイアグラは商品名で、その主成分であるシルデナフィルは、ファイザー社の英国にある研究所で発見された。もともとは抗高血圧の薬を開発中に、狭心症には効果がないが陰茎の勃起に効果があることがわかった。それで会社は勃起不全のための薬として開発し、一九九六年に特許をとり、一九九八年に米国食品医薬品局より勃起不全治療薬として販売する許可が下りた。

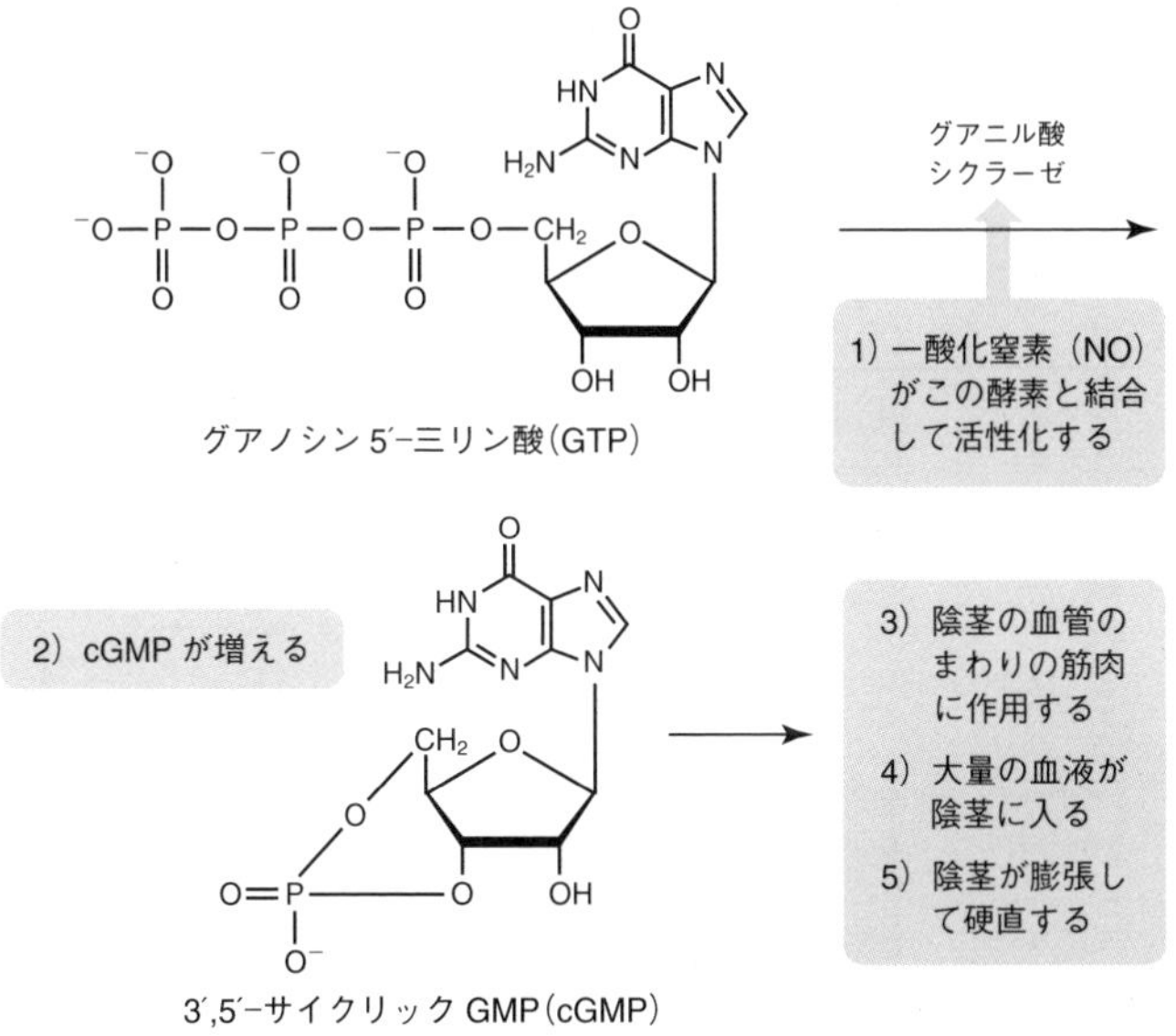
グアノシン 5′-三リン酸（GTP）
グアニル酸シクラーゼ
1）一酸化窒素（NO）がこの酵素と結合して活性化する
2）cGMP が増える
3′,5′-サイクリック GMP（cGMP）
3）陰茎の血管のまわりの筋肉に作用する
4）大量の血液が陰茎に入る
5）陰茎が膨張して硬直する

図 17　勃起の原理（cGMP を増やす一酸化窒素の作用）

またシルデナフィルは、二〇〇五年に米国で肺高血圧症の薬としても承認され、現在はレバチオ（Revatio）という商品名で販売されている。

ここではバイアグラの説明をする前に、まず勃起について、つぎにバイアグラがなぜ効くかを説明し、最後にバイアグラの危険性について述べる。

一酸化窒素の作用

一酸化窒素（NO）は反応性の高いラジカルで大量だと有毒であるが、われわれの体の中には少量存在し、生命に必要な物質である。ごく少量で体のいろいろな部分に作用して特異な生理作用を起こす一種のホルモンでもある。血管の弛緩にも作用する。最近わかったのは、一酸化窒素が陰茎の血管のまわりにある筋肉を弛緩させることである。つまり、勃起して陰茎が硬直するのは、そもそも一酸化窒素が作用しているのである。具体的には性欲が亢進すると副交感神経の作用で一酸化窒素が分泌される。一酸化窒素は、グアノシン5′-三リン酸（GTP）から3′，5′-サイクリックGMP（cGMP）をつくるグアニル酸シクラーゼという酵素と結合してその活性を上げ、cGMPの量を増やす。cGMPは海綿体の平滑筋を緩めるので、血管拡張を起こし血液が大量に陰茎内の血管に入り、勃起が起こるのである（図17）。

バイアグラの作用

男性は中高年になるといろいろな勃起の障害が起き、性行為がうまくできなくなる。その症状として以下のようなものがある。①勃起しない、②勃起しても陰茎は柔らかく硬直しない、③勃起してもその時間が短く、すぐに陰茎が柔らかくなる。

性行為が終わると陰茎は縮小する。その原因はcGMPホスホジエステラーゼ（タイプ5）が作用してcGMPをGMPに加水分解するためである（図18）。

バイアグラはcGMPホスホジエステラーゼを阻害するのでcGMPが分解されずにそのまま残り、勃起の時間が長くなるのである。

この作用メカニズムからわかるように、バイアグラは性欲増進剤ではない。自然に性欲が亢進して一酸化窒素が分泌され勃起が起こると、バイアグラはその勃起の状態を長く保つように作用するので、勃起不全の人にとってたいへん役に立つわけである。

バイアグラの危険性

バイアグラは発売以来、中高年男性の間で広く使われるようになった。その効果は高く、使用した人からの評判もよかった。しかし、なかには服用して急死する者も出た。調査の結果、ニトログリセリンを併用すると急激に血圧が下がって死亡することがわかった。そこで現在ではテレビの広告や説明でも、ニトログリセリン、ニトロプルシッドナトリウムや亜硝酸アミル（商品名：Poppers）を併用しないよう警告がつけ加えられている。ではなぜニトロ化合物の薬との併用は危ないのか。

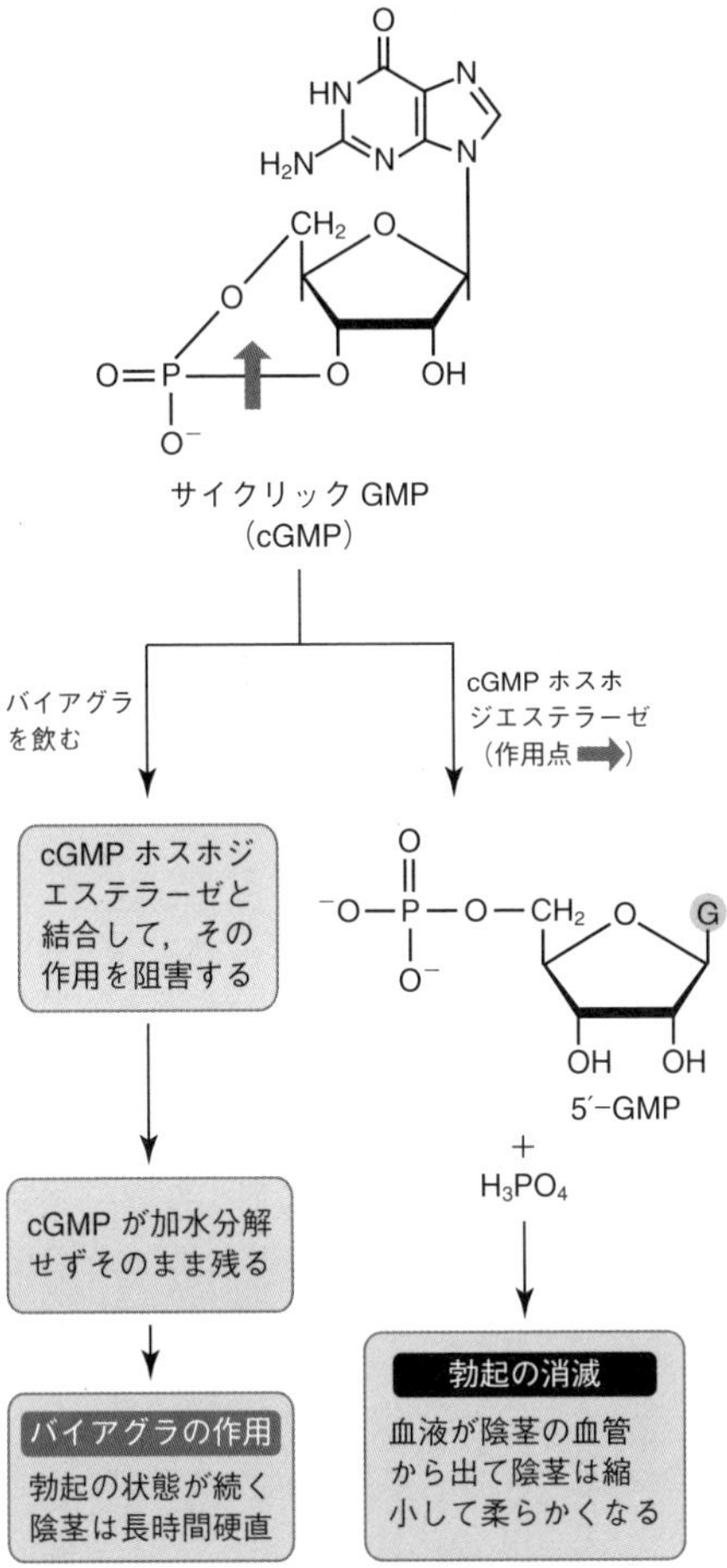

図 18　バイアグラを飲むと cGMP が分解されずに残る

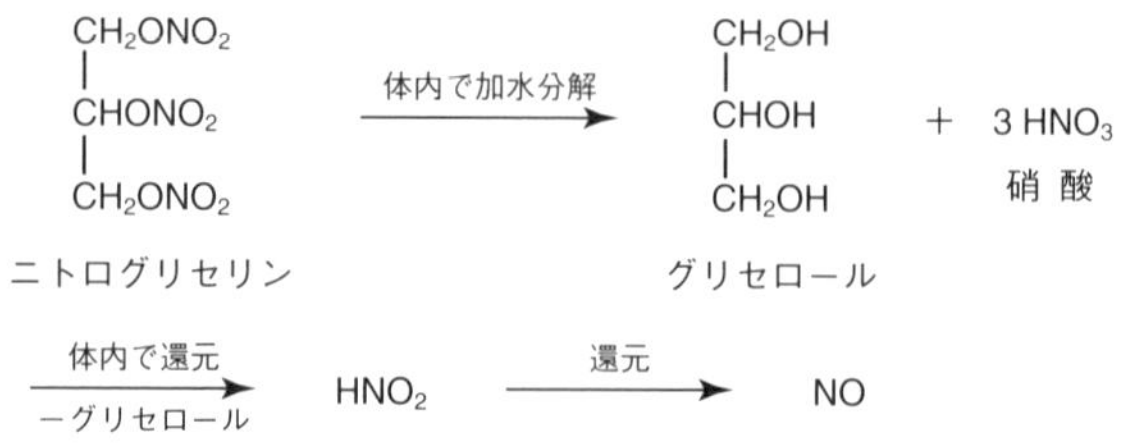

図 19　ニトログリセリンは体内で代謝され，最終的に一酸化窒素（NO）になる

ニトロ基（$-NO_2$）を含んだ薬は胸痛や心臓麻痺が起きたときにすぐ飲む薬である。心臓病のある人は常にニトロ薬を持ち歩き、発作が起こるとすぐ使えるように準備している。そのなかでもよく使われるのがニトログリセリンや一硝酸イソソルビドである。これらの薬を飲むと体内で代謝され、最終的に一酸化窒素になる（図19）。

前に述べたように、勃起には一酸化窒素が必要である。一酸化窒素が分泌されるとｃＧＭＰの量が増えて血管が弛緩し、血流が増して陰茎が硬直する。ニトログリセリンなどのニトロ薬を飲むと、最終的に一酸化窒素が大量に生産される。そうすると勃起に必要とされる以上のｃＧＭＰがつくられ、陰茎の血管が膨張するだけでなく、体中の血管が弛緩する。その結果、血圧が急速に降下して、場合によっては死亡する。バイアグラは勃起不全治療薬としてはたいへん有効な薬ではあるが、ニトロ化合物との併用はたいへん危険で命取りとなる。では、ほかの薬との併用はどうであろうか。現在いろいろと調べられているが、高血圧を治すための薬との併用は避けたほうがいいという意見が出ている。今の時代、人はあらゆる薬を飲む。どの薬がバイアグラと一緒に摂ると危ないかはよくわかっていないので、バイアグラを服用するときは、ほかの薬を同時に使わないほ

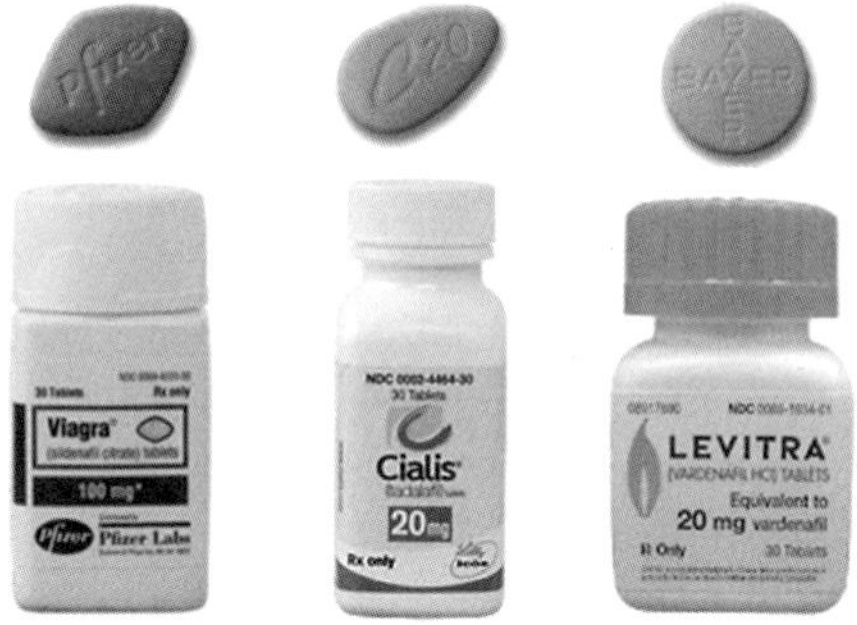

写真 5　左からバイアグラ，シアリス，レビトラの正規品．偽物も多く出まわっているので注意が必要

うが安全である。

バイアグラの副作用

われわれがバイアグラを使用する目的は勃起を促進維持するためであるが、ニトログリセリンとの併用は致命的になると述べた。これは薬剤二種併用の相乗効果のよい例でもある。

では他の薬との併用でなくバイアグラ自体の副作用はどうだろう。

副作用はどの人にでも出るのでなく個人差がある。服用して何も影響のない人のほうがむしろ多い。しかし人によっては顔や首の皮膚が真赤になり熱く感じたり、頭痛が起きたり、胃の具合が悪くなったりする。眼が光に対してより敏感になったりもする。

バイアグラと同類の薬

バイアグラと同じ作用をする薬が製造・販売されている（写真5）。イーライリリー社からはシアリス（主成分：タダラフィル）、シェリング・プラウ社とグラクソ・スミスクライン社からは、レビトラ（主成分：バルデナフィル）が、販売されている。バイアグラとレビトラは主成分の化学構造も似ている（図20）。構造の違いはわずか二カ所だけである。

生理作用も全く同じで、三〇分後に効果が現れ、約四時間有効である。しかしシアリスの化学構造はバイアグラやレビトラとかなり違う。有効時間もバイアグラやレビトラが四時間であるのに対し、シアリスは効果が三六時間保持される。それでシアリスは行為に及ぶまでの時間の幅を長くとれるので、タイミングの選択性に自由がある。テレビの広告を見ていると「シアリスは貴方の使いたいときに自分でそれを選ぶことができます。服用してもすぐに make love をしなくてもよいのです。あせらずに、時間を気軽に決めて下さい」とある。バイアグラ、レビトラ、シアリスが同

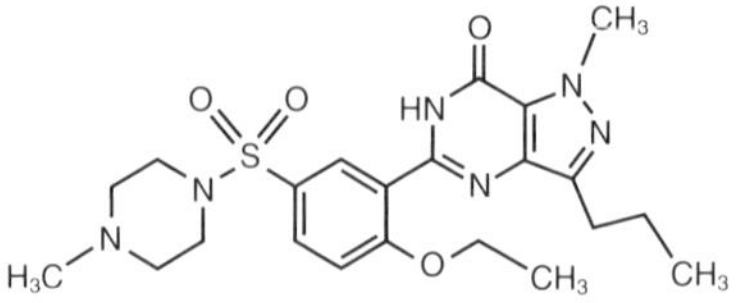

シルデナフィル（商品名：バイアグラ）

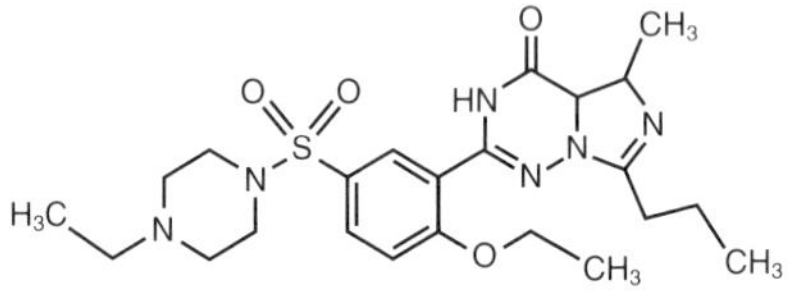

バルデナフィル（商品名：レビトラ）

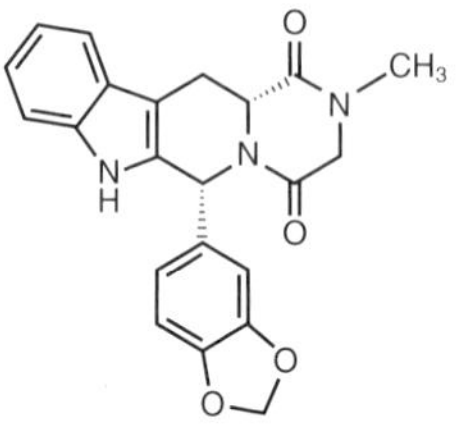

タダラフィル（商品名：シアリス）

図 20　勃起不全治療薬として市販されている 3 種の化学構造

じ作用を示すのは、三者とも体内の同じ所に作用するからである。つまりｃＧＭＰホスホジエステラーゼの作用を阻害するからで、三者とも米国食品医薬品局から勃起不全治療薬として許可が下りている。

米国の新聞やテレビの広告を見ていると、ときどき「天然の草」からとれた「natural erectile drug」なるものが出ている。これは天然の植物成分がｃＧＭＰホスホジエステラーゼを阻害するものである。米国の中国系新聞を見ると、バイアグラと同じ効果がある漢方薬を宣伝していることがある。漢方薬のなかにもやはりｃＧＭＰホスホジエステラーゼを阻害する成分があるのではないかと思う。

バイアグラの特許は二〇一一年〜二〇一三年で切れる（各国の特許期間が異なる）ので、その後いろいろな会社がおおっぴらにバイアグラを製造して販売することができる。そうなれば値段もぐっと下がると思う。現在発売されている三種の薬は医者の処方が必要で、正式に買うと一錠約二五ドルである。

バイアグラに類似の成分ヒドロキシホモシルデナフィルが強壮用健康食品に含まれているという報告もある。少量ならそれ自身は無害であるが、ニトロ薬との併用は危険なので絶対に避けるべきである。強壮用と書いているのはおそらく性欲促進の意味でこの類似品を入れていると思う。前にも述べたように、バイアグラは性欲促進剤ではなく、陰茎の硬直を維持することで性行為を順調にするのが目的であるから強壮用には適していない。しかしたまたま情欲が出たのちこの健康食品を使えば役に立つと思う。

E　胆のうは健康食品か

親しい間柄を表すのに「肝胆相照らす」という言葉がある。また、恐ろしい表現に「肝胆寒し」という語句があるように、昔から、肝臓と胆のうは人にとって大事な器官と思われてきた。東洋には「同形生薬」といい、同じものが同類のものを治すという考えがある。また同じ意味の「類型同効」は類をもって類を補うという思想である。それで他の動物の胆のうを食べれば、人の胆のうにも良い作用があると、西洋医学が普及する前に思われていた。中国の古い医学書『神農本草経』にも胆のうの利胆作用が述べられている。

胆のうとは何か

食物が十二指腸までくると胆のうが収縮し、胆のう中の胆汁が十二指腸内に分泌される。その目的は脂肪成分をよく消化するためである。胆汁は自然の界面活性剤で、腸の中で脂肪を乳化して表面積を拡大し、消化酵素との接触を広げることで、消化作用がうまくいくのである。

多くの動物には胆のうがあり、特に漢方薬としては、ヘビ、コイ、クマの胆のうが珍重される。日本では「蛇胆《じゃたん》」としてマムシやハブの胆のうがよく使われている。台湾や中国ではコブラやそのほかの毒ヘビの胆のうがよく使われる。

ヘビは一度お腹一杯食べると半年くらいは生き延びる。人はヘビを恐れる反面、その生命力に感嘆した。これも蛇胆が珍重された理由の一つでもあると考えられる。

最もよく使用されるのは魚の胆のうで、魚胆のうち、特にコイの「鯉魚胆《りぎょたん》」が珍重される。コイは三〇〜四〇年生きるといわれ、中国では「鯉は川を上り龍になる」という迷信がある。そのせいもあって特にコイの胆のうが他の魚のものより愛用された。

クマは日本や台湾、中国でもふつうに生息している。恐ろしいクマに畏敬の念が生じるのも自然である。そういうわけからか哺乳動物では特にクマの「熊胆」が珍重され、中国では年間七トンが漢方薬や健康食品として使われる。

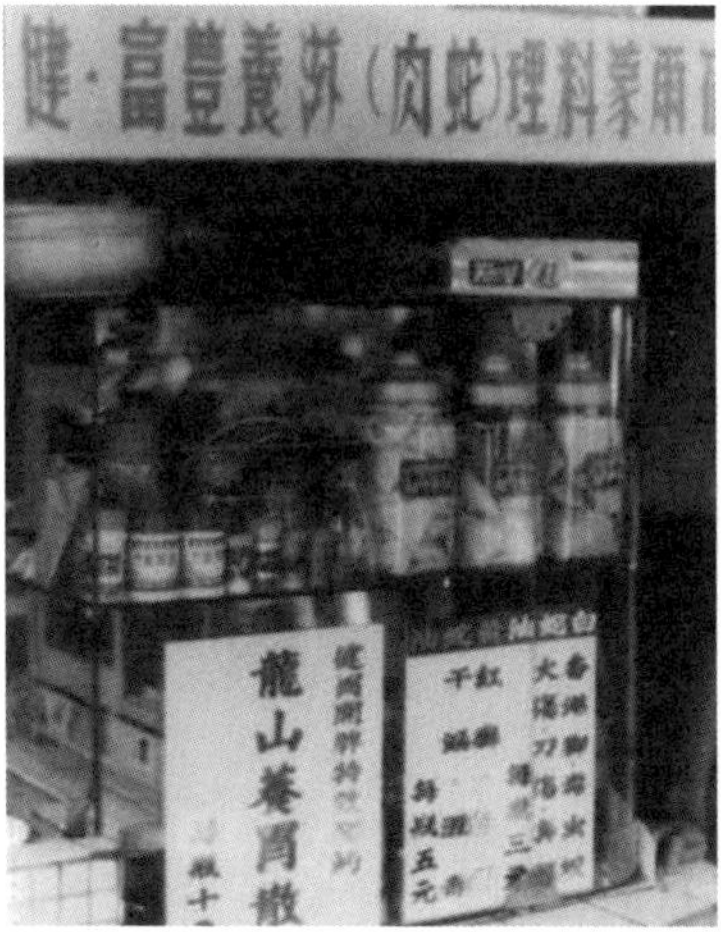

台湾のヘビ商店では生きたヘビを置いており，顧客の求めに応じてその場でヘビを殺して，血や肝臓，胆のうを生で食べさせる．（台北市萬華の夜市場にて）

写真６　台湾のヘビ商店

胆のうの商品

胆のうがどのような形で販売されるかをみてみよう（写真６）。①生のまま、②胆のうを乾燥して売る、③乾燥した胆のうを粉末にして売る（カプセルになっているものもある。または、粉末をほかの内臓、特に肝臓粉と混ぜて売る、粉末を酒の中に混ぜて飲む、ほかの薬草と混ぜて売る、などがある)、④クマの胆のうにカテーテルを挿入して胆汁を取り、その乾燥物を商品として売る。

胆のうは小さい器官なので、一個体から少ししか取れない。たとえば一キログラムのコイから取れる鯉魚胆は、わずか六〇ミリグラムである。加熱して乾燥させるとその量はさらに減少し、五〇ミリグラムとなる。一匹のマムシから取れる胆のうは約〇・一～〇・二ミリグラムで、乾燥した粉末商品ではその量はさらに少なくなる。

クマの場合、一頭から取れる胆のうの量はぐっと多い。しかし最近、動物保護の法律が各国とも厳しくなり、そう簡単に売れなくなった。日本の薬事法でも正式に許可がなければ、猟師による熊胆の販売・譲渡は違法となる。クマの狩猟はワシントン条約でも制限されているので、それから取れる生産物も規制の対象になっており、熊胆の販売は世界的に難しくなっている。

薬としての作用

さて、胆のうが漢方薬や健康食品としてよく売られるのは、体にいいと人々が信じているからである。ではどんな良い作用があるのかみてみよう。

一般に利胆作用、肝臓解毒機能の増進、眼の血行の促進、炎症に対する鎮痛作用、けいれんや発作を鎮静化する作用がある。古代の東洋人は肝臓と眼は作用が一直線につながっていると思っていた。それで肝臓の機能が良ければ、同じように眼にもいいと思われていた。そのほかに胆のうは強壮剤にもなると信じられていた。

また、健胃効果など消化器系全般の薬としても用いられる。ヘビの胆のうはリウマチの痛み止め、高熱、歯ぐきの出血止め、皮膚感染に効くといわれている。そのほかお乳の出が良くなる、浮腫に良い、また緑内障や糖尿病性網膜症に効くといわれている。

胆のうの毒性

少量なら薬となるものでも大量に摂ると毒になるのは毒性学の基本である。胆のうも例外ではない。

一般に、胆のうによる毒作用としては、肝臓、腎臓機能の障害、腹痛、嘔吐、下痢、低血圧、心不全、血中のカルシウムの増加、血中尿酸の増加などがある。台湾では、コブラの胆のうを五つ食べた人が死亡した例がある。米国では、川で捕ったコイの胆のうを生で食べた人が中毒を起こし入院した例もある。検査の結果、急性尿細管壊死であった。コイの胆のうを食べて腎障害になった例が日本でも報告されている。また、胆汁を実験動物に飲ませると死亡することが報告されている。

胆のうの毒性はシプリノール（図21）などによるもので、シプリノールは下痢、嘔吐、腎不全、肝不全、けいれん、麻痺を起こす。

厚生労働省のホームページによれば、日本でも鯉魚胆による中毒事例が多いとのことである。

一方、東南アジアや中国では、ソウギョの胆のうによる中毒例がある。中国の統計によれば、一九七〇〜七五年の間にコイ科魚類胆のうによる食中毒が八二件発生し、死者二一人を出している。中毒件数でも死亡率でもフグ中毒に次ぐという。コイの胆のうの毒性は、一匹のマウスの体重を二〇グラムとすると、マウス腹腔内注射による半致死量（LD_{50}）は二・五ミリグラムである。作用機構は、肝臓では細胞の変性や壊死を、腎臓では糸球体や集合管を損傷し、さらに糸球体の沪過機能の減退による乏尿をひき起こす。その後、脳細胞の損傷、脳水滞留、脳の腫れ、心筋損傷など、神経系統や心臓血管系の異常をまねき死亡する。

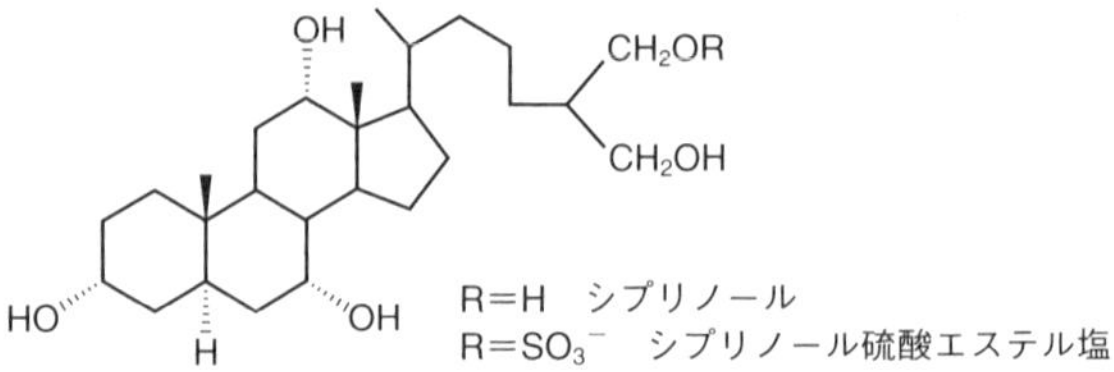

図 21　シプリノールの化学構造

胆のうの化学成分

では、胆のうに含まれるどの化学成分が毒なのであろうか。まず、胆のうの全成分を大まかにみてみよう。

大きく分けて胆汁には、炭素数二七の胆汁アルコールと、炭素数二四の胆汁酸が含まれている。おもな胆汁アルコールは前述のシプリノールで、図21のRが水素のアルコールのものと$-SO_3^-$のスルホン酸塩のものがある。

胆汁には、シプリノールのほかに構造は少し似ているが、図22のRとR^1に-Hや-OHがついたさまざまな胆汁酸が含まれる。これらは、胆汁中でグリシンやタウリンと結合した抱合体のナトリウム塩として存在している（図22）。

表2にコイ（*Ctenopharyngodon idellus*, ソウギョ）の胆汁の実際の成分をあげた。量からいうと、胆汁アルコールのほうが胆汁酸より多い。毒

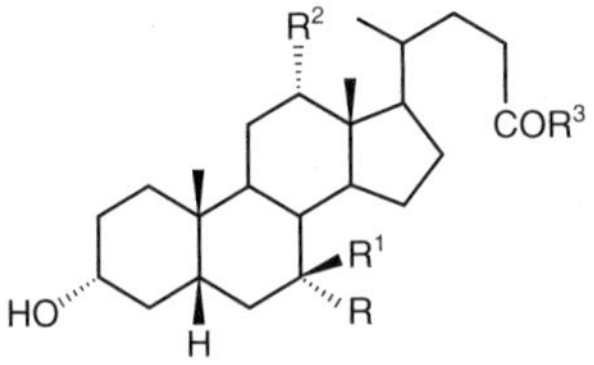

	R	R1	R2	R3
コール酸	OH	H	OH	OH
ケノデオキシコール酸	OH	H	H	OH
ウルソデオキシコール酸	H	OH	H	OH
デオキシコール酸	H	H	OH	OH
リトコール酸	H	H	H	OH
フリーの胆汁酸	OH,H	OH,H	OH,H	OH
グリシンと結合した抱合体	OH,H	OH,H	OH,H	$NHCH_2CO_2H$
タウリンと結合した抱合体	OH,H	OH,H	OH,H	$NHCH_2CH_2SO_3H$

図 22　胆汁酸の化学構造（Y. H. Yah ほか，*Toxin Rev*., 27, 1, 2008 より）

表 2　コイ（*Ctenopharyngodon idellus*, ソウギョ）の胆汁に含まれる成分（mg/g）

シプリノールスルホン酸塩	64.5	胆汁アルコール
タウロケノデオキシコール酸	0.7	胆汁酸
タウロコール酸	0.5	胆汁酸
コール酸	0.5	胆汁酸
ケノデオキシコール酸	1.7	胆汁酸
リトコール酸	0.4	胆汁酸

（Y. H. Yah ほか，*Toxin Rev*., 27, 1, 2008 より）

性からみても、胆汁アルコールは胆汁酸より毒性が強い。胆のうの毒性は、おもに胆汁アルコールによっている。

まとめ

胆のうを漢方薬や健康食品として摂る人は、その効果を信じて使っている。しかし、胆のうを摂った人のなかには、中毒を起こす人が少なからずいる。どんな薬でも健康食品でも「摂りすぎる」と有害である。この例から、前述のパラケルススの名言「ある物質が有毒であるかどうかは服用量によって決まる」に共感する。また日本の漢方薬学者、吉田荘人先生も、著書『漢方読みの漢方知らず』（化学同人、二〇〇七年）のなかで同じように「副作用のない漢方薬はない」と論じている。

日本の諺に「良薬口に苦し」とあり、皆そう信じている。しかしこれはすべての薬にあてはまるわけではない。胆のうは苦いので「苦玉」ともいわれている。胆のうは苦いから良薬と思ってはいけない。むしろ苦くて体に悪い薬なのである。

F　プラスチックボトル入りウォーター

現在、米国では、プラスチックボトル入り飲料水（ボトルウォーター）の功罪について議論が盛り上がっている。人々がボトルウォーターを使う理由は便利であること。冷蔵庫に置いておけば、いつでも冷たい水が楽しめるし、また密閉されたボトルウォーターは非常用の飲用水として貯蔵にも便利である。九・一一同時多発テロ事件（二〇〇一年）のあと、米国政府も国民に非常用の食料や飲用水を蓄えるように奨励した。そこでわが家でもいろいろな缶詰やボトルウォーターを買って蓄えた。

しかし九・一一から一〇年以上たった今、そのときに買った缶詰、乾燥食料品、ボトルウォーターはまだそのまま残っており、捨てるにはもったいないと思うし、食べるのには古くて危なくないかと心配している。

ボトルウォーターは、米国では年間一六〇億ドルの売れゆきで、一人が一年に飲む平均量は一〇八リットルである。

社会・環境への影響

ボトルウォーターを止めろという声も年々大きくなっており、その理由はいろいろあるが、三つ

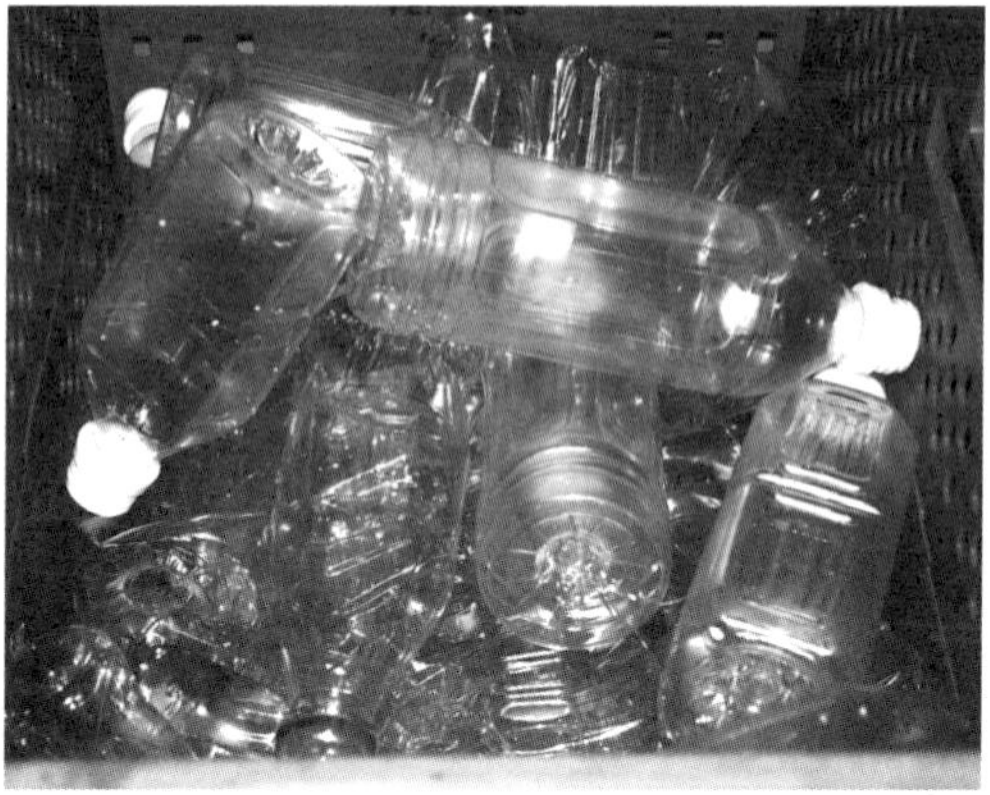

写真 7　プラスチックボトルの回収は完全ではない

の大きな原因がある。①環境汚染、②衛生上の理由、③人体に対する悪影響である。以下、それぞれの点について米国の状況を中心に述べる。

（1）　環境汚染

ボトルは飲み終わったあと、ゴミ箱に捨てられる。その大部分は資源ゴミとして回収されていないので、プラスチックのリサイクルにつながらない（写真7）。そこで米国では州によってはボトルウォーターの販売を禁止しようという動きもある。

（2）　衛生上の問題

われわれが手っとり早く飲む水というと水道水である。米国の水道水は環境保護庁がいろいろな規制を設けて、飲用水の安全維持を図っている。それでもときどき水道水の不浄について新聞などで話題になることがある。そのため、一般に「ボトルウォーターは水道水より安全」と思っている人が多い。ボトルウォーターの値段が水道水と比べて二〇〇〇倍高いにもかかわらず売れるのは、ボトルウォーターのほうが安全と信じて飲む人が多いからである。はたしてボトルウォーターは水道水より安全であろうか。

米国では、ボトルウォーターは環境保護庁が管理しているのではない。食品医薬品局の管轄下にあり、水道水ほど規則が厳しくない。そのため、ボトルウォーターには、その水がどこからきたか、蒸留して冷却したのか、それとも地下水または泉からきたミネラルウォーターなのか、その水の中には水以外にどんな物が溶けこんでいるのか、健康上よくない物質があるかないかは明記されていない。泉からとった水は必ずしも衛生的ではない。米国の地下水を例にとってもかなり農薬で汚染されているのが現状である。

（３）　人体に対する悪影響

人体に対する影響については、水がどこからきたかという問題よりも、ボトルに使われているプラスチックの成分が水に溶けて体に悪影響を与えるかどうかが議論になっている。日本のプラスチックボトル入り飲料水の場合は、ポリエチレンテレフタレート（ＰＥＴ）が大半だが、米国では、ポリカーボネート製のボトルも使われている。ポリカーボネートとエポキシ樹脂の製法は図23に示すとおり、ビスフェノールＡをもとにしている。

ポリカーボネートは、熱に強く割れにくいため、飲料用ボトルのほかに、食器をはじめとする広い用途に使われている。エポキシ樹脂もよく使われ、残った食品を包む用途にもよく使われる。問題はポリカーボネートやエポキシ樹脂から原料モノマーのビスフェノールＡが少しずつ食物にしみ込むことである。

ポリカーボネートの製法

（容器の材料）

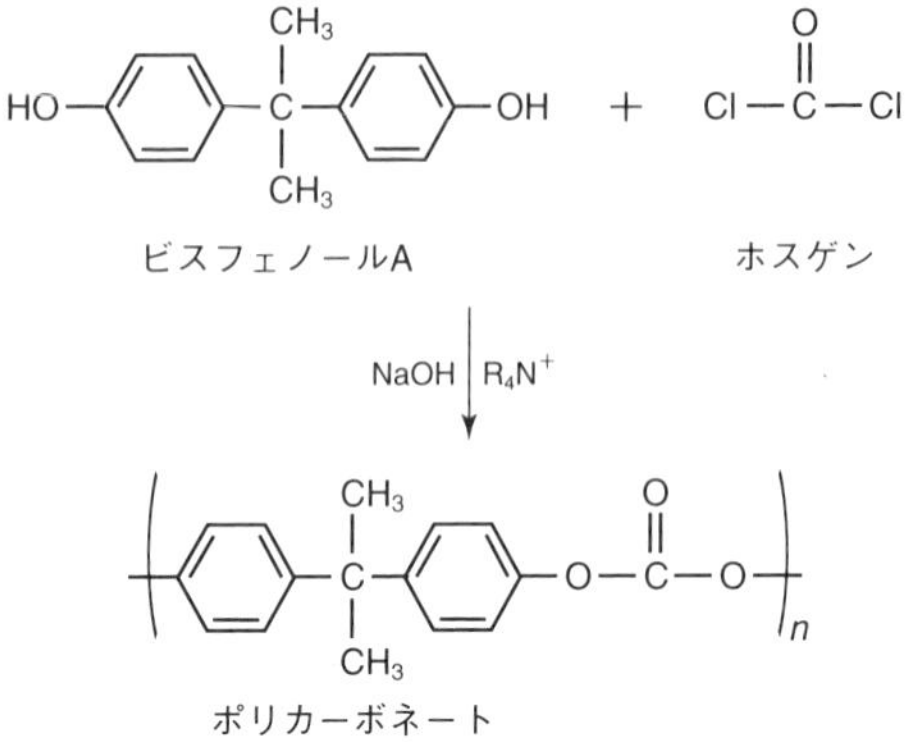

エポキシ樹脂の製法

（透明包装の材料）

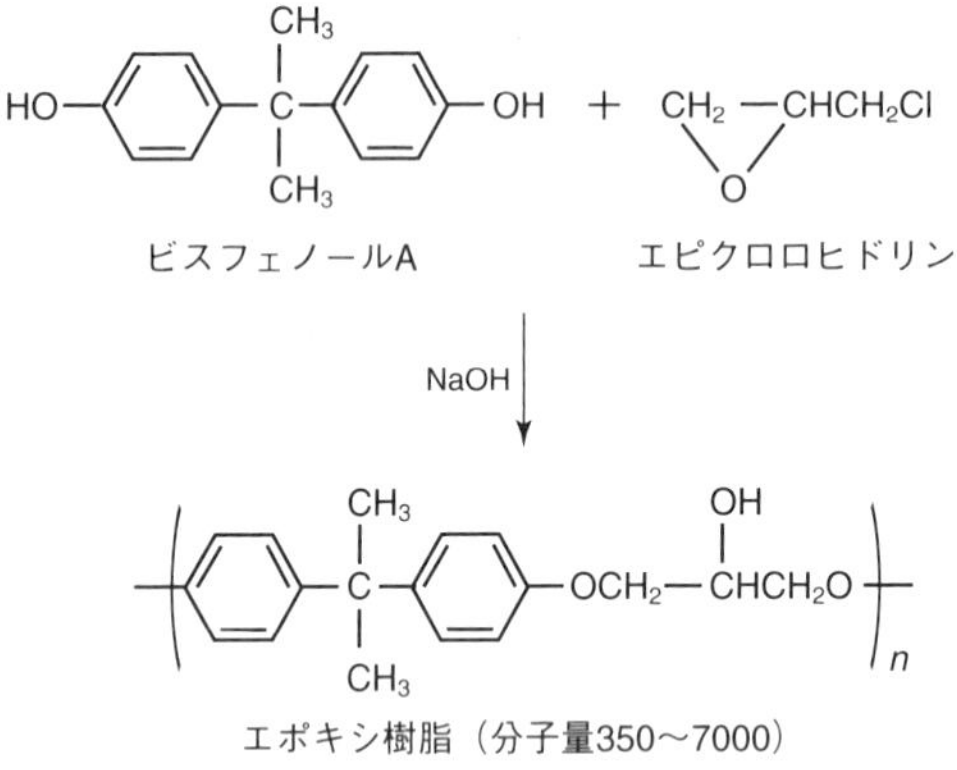

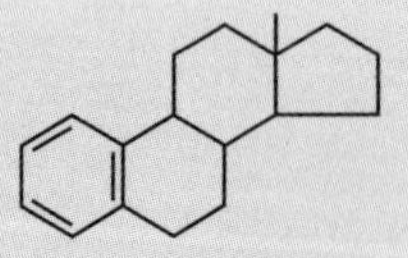

エストロゲンの基本骨格

ビスフェノールAとエストロゲンは，一見構造が似ていないが，構造活性相関によると一部の環がよい対応関係にあるといわれる

図 23　ポリカーボネート，エポキシ樹脂の製法

ポリエチレンテレフタレート（ＰＥＴ）はその原料にビスフェノールＡを含まないため、安全である。

悪影響の原因

ビスフェノールＡは女性ホルモンの一種であるエストロゲンの受容体に結合し、ごく少量で人の内分泌系を撹乱することが、一九九七年以来、徐々に疑われるようになった。米国では、ビスフェノールＡは年間に二八〇万トン生産されている。

飲用水や食物の中に入っているビスフェノールＡはごく少量であるから、一、二回飲んだり食べたりしたからといって、すぐに影響が出るわけでない。しかし、定期的に長年使っていると体によくないのではないかと心配されている。米国の環境保護庁は、一日に体重一キログラム当たり五〇マイクログラムくらいのビスフェノールＡを摂っても体に悪影響はないといっている。今のところ、体に対する悪影響は動物実験の結果でしかみられていないが、その結果から推定して、人体にも悪影響があるのではないかと心配されている状況である。

ビスフェノールＡの一番の影響としては、人の内分泌系を撹乱すること、特に胎児への悪影響が懸念されている。そのほかにビスフェノールＡは女性の肥満を促進するともいわれている。長期間摂取した場合、女性に対しては乳がんや子宮筋腫、卵巣嚢腫、男性に対しては前立腺がん、精子数と男性ホルモンであるテストステロン量の減少につながると疑われている。

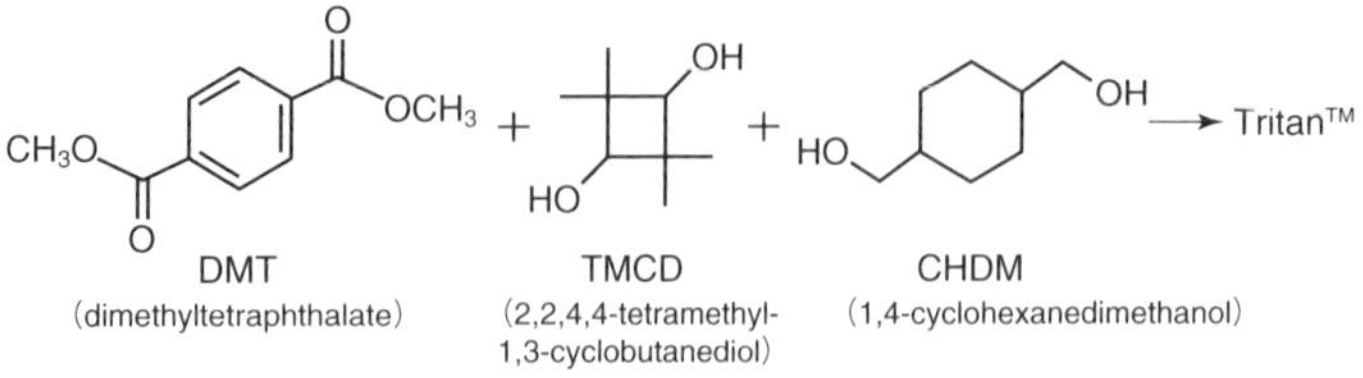

図 24 Tritan™の合成

別の材料を使ってボトル改良

一番の問題点はボトルの材料から少しずつ出てくるビスフェノールAである。

それではどう改良したらいいかというと、最もよい方法はビスフェノールAをボトル作製の材料として使わないことである。

ボトルはふつうの飲用水の容器だけでなく、乳幼児に飲ませるミルクのボトルにも使われる。乳幼児はビスフェノールAの悪影響に特に敏感である。そのため新しい材料トリタン（Tritan™）が使われるようになった。この材料は米国のイーストマンケミカル社によって開発されたポリマーである。トリタンはTMCD、DMT、CHDMを材料として作られたポリマーで、乳幼児用のミルクボトルに使われている（図24）。

安全な水を飲むには

米国の新聞や雑誌には、日が照って車内が暑くなっているところに数時間置いたボトルウォーターは飲むな、またボトルを何回も使うなと書かれている。特に洗剤で洗ったボトルは表面が傷つけられ、ビスフェノールAが水に溶けやすくなるためである。食品医薬品局は、「ビスフェノールAを含んだ製品の使用を中止しないが、心配な人はガラス製のものを」と助言している。一方、隣のカナダ政府は予防的措置として、ポリカーボネート製の哺乳瓶の輸入と販売などを禁止する方針を発表した。このように、ビスフェノールＡの人体への影響については、国によって安全性評価は分かれ、対応も異なっているのが実状で、議論が続いている最中だ。

ボトルウォーターに対する強い懸念はあるものの、米国でも日本でも大量に飲まれている。それで死亡した人はまだいないから、それほど神経質にならず、少しくらい飲んでも別に人体に悪影響はない。しかし毎日大量に長期間使わないほうがよい。ビスフェノールＡはすぐに悪影響が出るわけでなく、長年使用しているうちに少しずつ悪影響が出てくる慢性効果があるのである。

結論としては、ボトルウォーターは必ずしも水道水より環境や人体にとって安全とはいえない。ボトルウォーターも水道水も信用できない人は、水道水を浄水器で処理して飲むのが一番安全であると思う。浄水器には沈殿フィルターがあり、これで微量な沈殿物や細菌を除くことができる。また、活性炭を含んでいるので有害な化学物質を取除くことができる。

G　シックハウス

「Home, Sweet Home」の歌にあるように、自分の住む家は地上で最適な場所でないといけない。しかし、実際にはそうでないことがある。特に新しい家に引っ越してから、家に居るとしばしば気分が悪くなることがある。不思議なことに、家を離れると気分がよくなる。これは家の中、特に新しい家からいろいろな化学物質が空気中に漂うために起こる。いわゆる「シックハウス症候群」といわれるものである。シックハウス症候群というのは、実は和製英語である。英語ではsick building syndromeという。自宅で過ごしているだけで、体調不良になるシックハウス症候群の原因を探索してみよう。

シックハウス症候群とは

シックハウス症候群の症状は、家の中にどんなものがあるかによって千差万別である。通常はめまい、喘息、胸痛、吐き気、アレルギー症、頭痛、異常発汗、呼吸器系疾患、疲労感、皮膚炎、喉や眼の痛みなどの症状を呈する。同じ家に住んでいても人によって反応がまちまちなのは、一人一人の体質などに個人差があるためである。

こういう悪い症状は、米国でも日本でも、古い家よりは新しい家のほうがよく起こる。米国の家は概して日本の家よりも大きいため、原因物質は拡散しやすい。そのため、シックハウス症候群は日本のほうが深刻となる場合が多いようだ。また、米国の家と日本の家では、家の中の設備や建築材料が違うので、原因も症状も違ってくる。たとえば、米国の家ではよくカーペットを使う。したがって、新しいカーペットから徐々に放散される物質または古いカーペットの中に潜んでいるチリダニによる被害がおもなものとなる。新しいカーペットは、のりから揮発性の有機化合物が出てシックハウス症候群をひき起こす。古いカーペットに潜むチリダニは眼には見えない大きさで、ダニ自体がアレルギー症の原因となるほか、その死骸もアレルゲンとなる。また、米国では大型の空調設備を取りつけている家も多い。空調に使われる管は、長年経つといろいろなゴミが中にたまりカビが生えたりする。カビはいろいろな物質を空気中に放散し、アレルギー症の原因となったり、ときには有毒物質を出すので、それを吸って中毒になったりする。

このようにシックハウス症候群のおもな原因は、①化学物質、②ダニ、③カビの三つであるが、日本では①によるものが一番多いので、ここではおもにシックハウス症候群の原因となる化学物質について述べる。

合板、カーペット、ペンキなどをつくるときには揮発性の溶媒が使われることが多い。合板を例にあげてみよう。薄い板を二枚重ねて合板をつくるとしよう。水蒸気で熱した板と板を貼り合わせるのに使う接合剤にはホルムアルデヒドを含んだものもある。板は熱いので、接合剤中の揮発性の物質は板の中に入って閉じ込められてしまう。このようにしてできた合板を家の壁や床に使うと、合板の中に染み込んだ揮発性の物質が、家の中の空気中に少しずつ放散される。よって新しい家ほ

HCHO

室内防臭剤，カーペット，カーペット裏地，形状記憶の衣服，建材，断熱材，ベニヤ板，プレス材製品，プラスチック製の食品袋，ワックスペーパー，フェイシャル・ティッシュ，紙タオル，撥水加工の衣服，床材の接着剤，壁紙，ガラス繊維製品，ラミネート壁材，塗料，化粧品

図 25　ホルムアルデヒドを含む材料

ど、シックハウス症候群になる可能性が高い。

シックハウス症候群の原因となる化学物質は実に多様であるが、一番大きな原因となるホルムアルデヒド（HCHO）とそのほかの揮発性有機溶媒について述べる。

ホルムアルデヒドの害

住宅内の空気汚染で、ホルムアルデヒドの占める割合が大きいのは、家の中で使われる多くの材料にホルムアルデヒドが使われているからである。図25に示したような材料がホルムアルデヒドを含み、徐々に家の中の空気中に放散される。

ホルムアルデヒドは、家の中の材料に使われるほか、われわれが人為的に発生させている場合もある。たとえばタバコの煙、ストーブ、火鉢、料理のときにも発生する。ホルムアルデヒド自体が刺激性で、タンパク質を変性させるため、きわめて有害である。長年吸っているとそれが原因でがんになることもある。

そのほかにホルムアルデヒド自体が光化学反応で分解され、種々のフリーラジカルを生じる。フリーラジカルはそれ自体では非常に不安定なので、ほかのラジカルと結合して別の化合物を生

成する。

$$HCHO \xrightarrow{h\nu} \cdot HCO + H$$

$$HCHO \xrightarrow{h\nu} \cdot H_2 + CO$$

燃焼のときにわずかながらも$NO_3\cdot$ラジカルが生じる。$NO_3\cdot$ラジカルはホルムアルデヒドと反応する。

$$NO_3\cdot + HCHO \longrightarrow \underset{\text{ラジカル}}{\cdot HCO} + \underset{\text{硝酸}}{HNO_3}$$

ホルムアルデヒドは水とも作用してメチレングリコールラジカルを生成する。

$$HCHO + H_2O \longrightarrow \cdot CH_2(OH)_2$$

いろいろなラジカルが生成すると、さらに多くのラジカルと結合して多種多様な物質が生成する。

揮発性有機溶媒の害

揮発性有機溶媒のうち、シックハウス症候群と関係があるとされる代表的な化合物を図26に示す。大脳は人の器官のなかでも物を考えたりするところで非常に大事な器官である。ゆえに分子量の大きい外来物質は脳の中には入らないようになっている。

あらゆる外来の物質は血液によって体中に運ばれる。しかし大脳に行くためには血液脳関門を通過しなければならない。分子量の大きい物質はその関所を通れないが、小さい分子は通ることができる。特に揮発性の有機溶媒は疎水性なので、脂質とよく結合する。よってこれらの有機溶媒の分

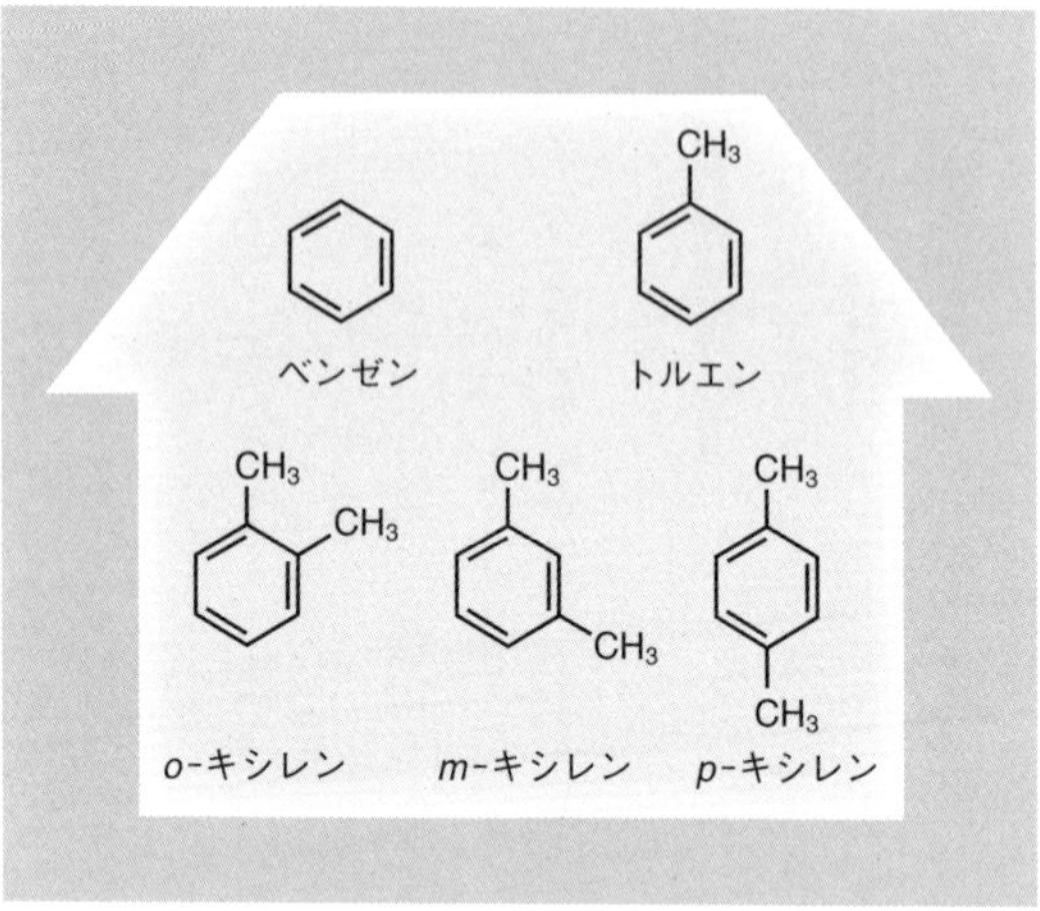

図 26　シックハウス症候群と関係のあるおもな揮発性有機溶媒

子はすぐに血液脳関門を通過して脳内へ入る。結果として有機溶媒は中枢神経毒となる。

トルエンはシンナー、塗料、接着剤、ラッカーによく使われ、キシレンも用途はトルエンと似て塗料、接着剤のほか、芳香剤や油性ペイントに使われる。ベンゼンはやはりよく接着剤や塗料の溶剤として使われる。ここではベンゼンとトルエンを揮発性有機溶媒の例として、その毒性を検討してみる。

体に入ったベンゼンやトルエンは体内で変化せずに呼吸によって大部分が体外へと排出される（二五〜四〇％）。ベンゼンそのものはわれわれの体内にはないので、体の中では肝臓で疎水性のベンゼンをなるべく水溶性の化合物に変化してから体外に排泄する。まず第一歩はヒドロキシ基(-OH)を導入することである(図27)。ヒドロキシ基を結合させただけでは、まだ水溶性が足らないので図27の（***1***）、（***2***）、（***3***）は硫酸塩やグルクロン酸と結合した形で体外へ排出される。ベンゼンの急性中毒では、中枢神経がおかされ、慢性中毒では、生殖障害、染色体異常が起こる。ベンゼンは発がん物質であり、あらゆる臓器にがんを発生するが、特に白血病を起こすことが知られている。

トルエンの場合、分子にメチル基（$-CH_3$）があるので、これを酸化させてカルボキシ基（$-COOH$）をつけてからグリシンやグルクロン酸と結合した形で排出される（図28）。

このようなメカニズムで、体内に入ったトルエンのかなりの部分が体外へ排出されるのであるが、体が処理できる能力をこえると毒性が出る。トルエンは大量に吸った場合（急性中毒）、中枢神経を

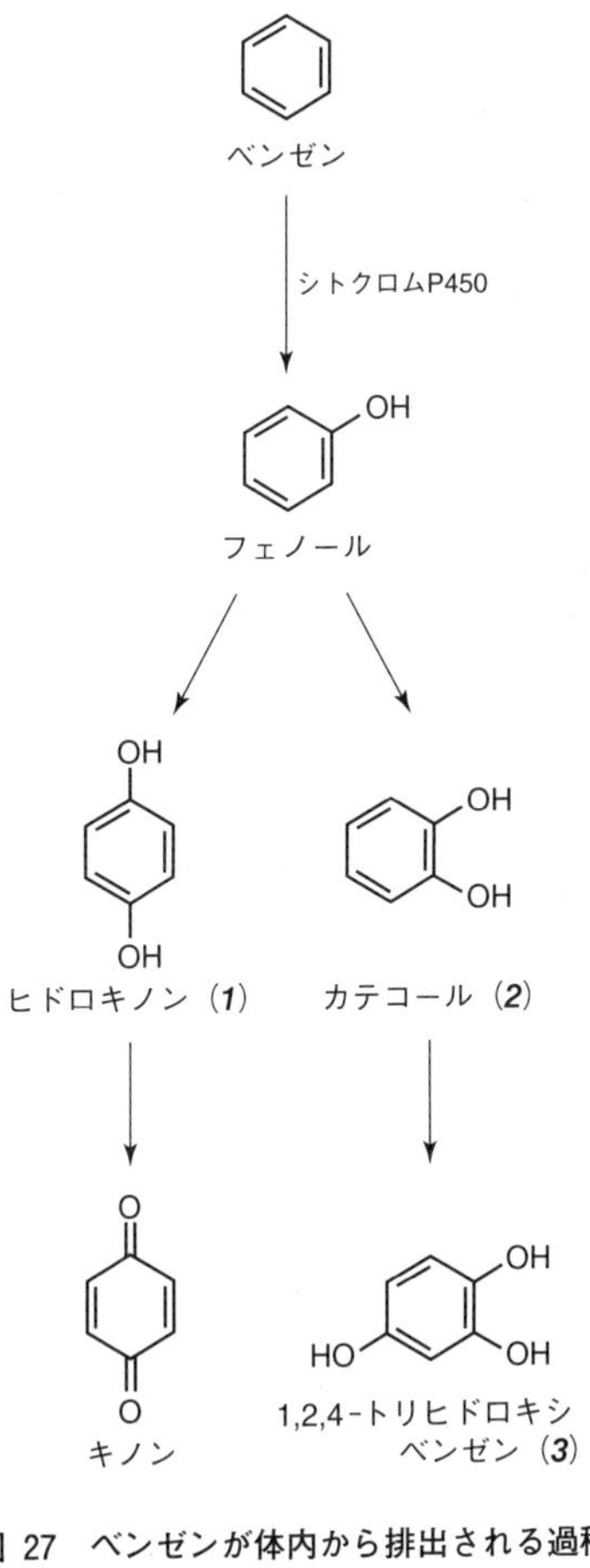

図 27　ベンゼンが体内から排出される過程

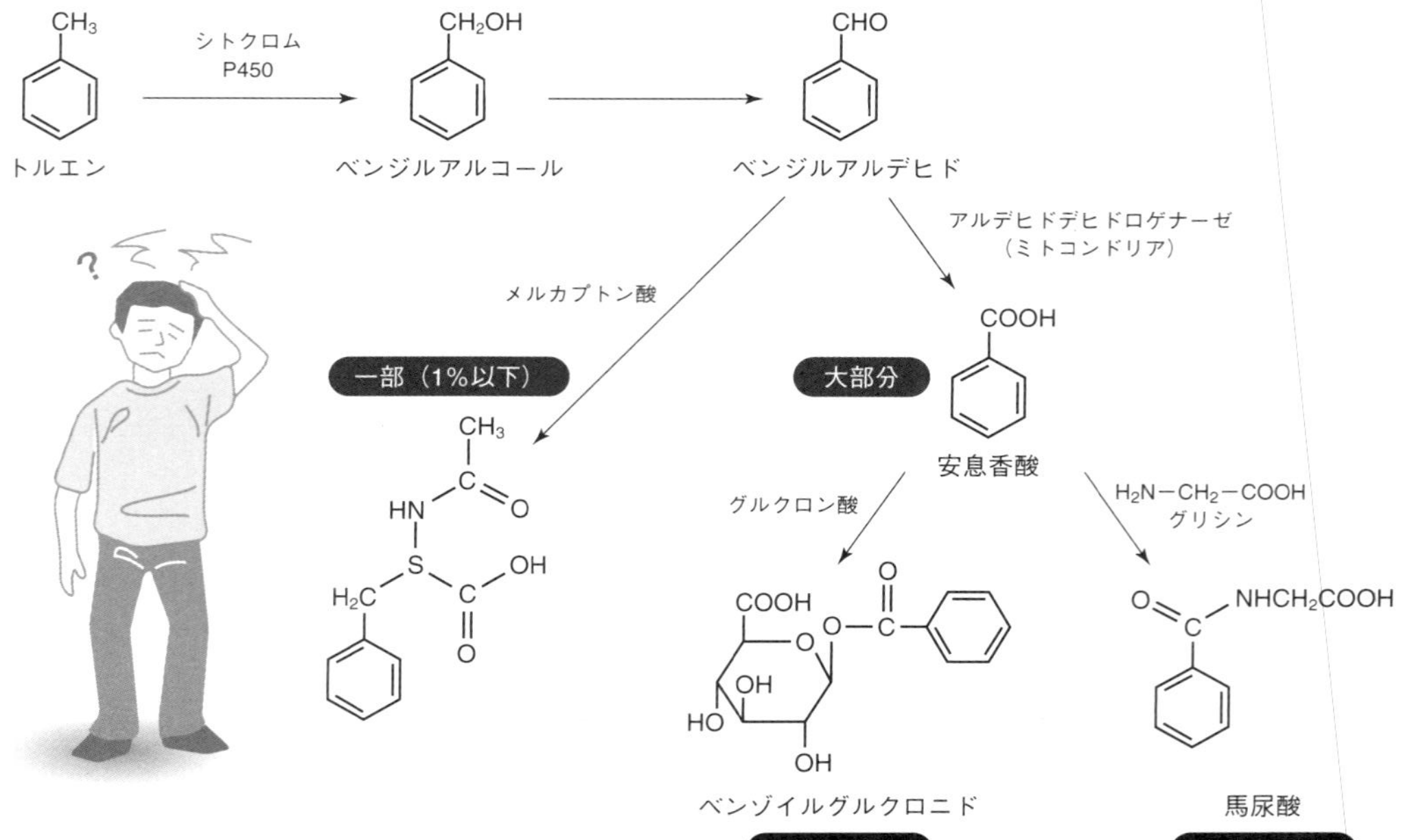

図 28　トルエンが体内から排出される過程

おかし、酩酊時のような多幸感からめまい、頭痛、幻想、視神経症になる。少量を長い期間吸った場合（慢性中毒）だと消化器系、肝臓、腎臓の失調、認知能力の減退、失明、難聴、吐き気、嘔吐、吐血といった症状が出る。

対処法

シックハウス症候群は家の中の汚染空気によるため、手っとり早い対処法としては窓を開け、空気の流通をよくすることである。空調の管にはよくゴミがたまるので、このチリがアレルギー症の原因になったりしないように、よく掃除することが大事である。

カーペットが原因であるときは、真空掃除機でカーペットの上や下のほうも掃除するとよい。特にチリダニがいる場合は真空掃除機はかなり有効である。

新築の家の中の材料は比較的新しいので、それらの材料をつくるときに使ったホルムアルデヒドなどの有機溶媒が揮発して放散せずまだたくさん残っている。新居でシックハウスを感じたら、なるべく風通しをよくしてこれらの溶媒をできるだけ放散させることである。

H　花火の功罪

バーンと大音響をたてて夜空を彩る花火は、われわれを楽しませてくれる（写真8）。日本ではお祭りや祝賀のときに花火が使われる。米国では、花火は火事を起こす原因にもなるので、通常は使用を禁止されているが、独立記念日の七月四日には、どの町でも花火を夜空に打上げて市民の多くが鑑賞する。これはいわば花火の「功」の部分である。

「罪」の部分といえば、環境汚染、特に水に影響することである。大気汚染も否定できないが、これは局地的に限定され、汚染の期間が非常に短い。

花火による環境汚染を論じる前に、まず花火の成分について述べよう（日本と米国では、花火の形も色も異なるため、ここでは米国の事情を中心に述べる）。

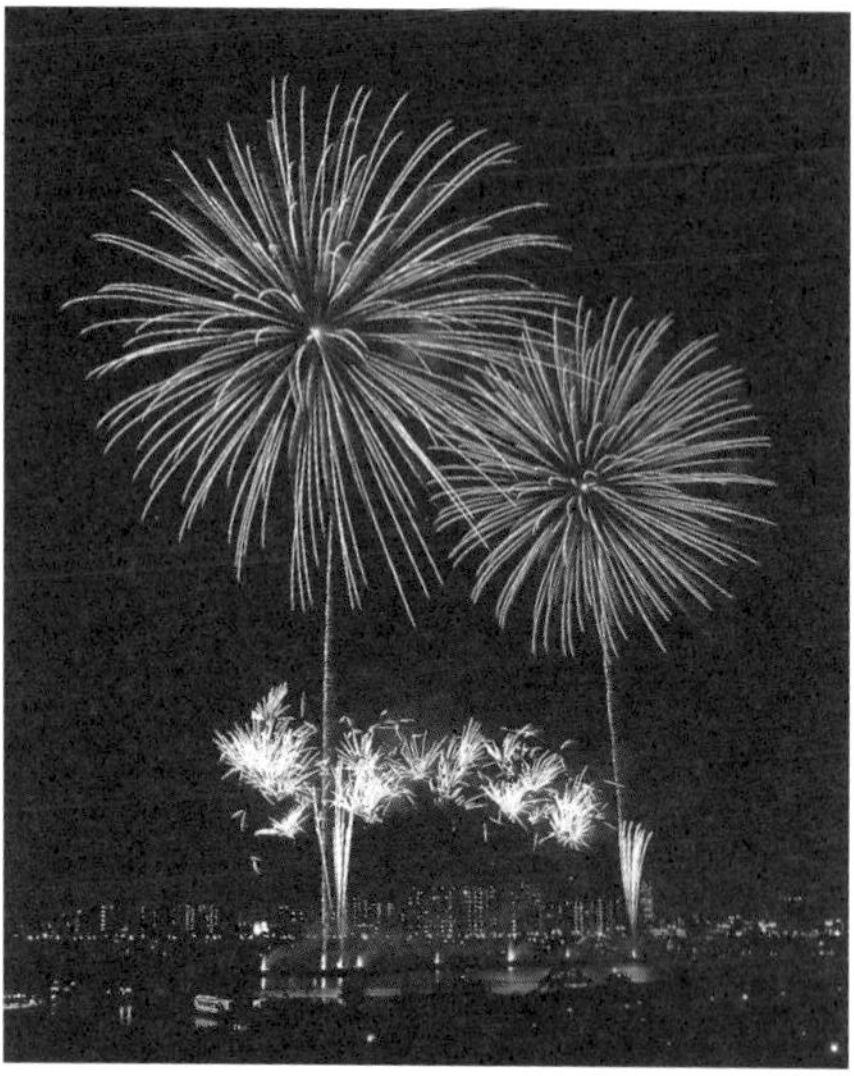

写真８　夜空を彩る花火

花火の成分

花火の成分は基本的に黒色火薬に似ている。したがって短時間に燃料が燃焼して気体を生じ、その圧力で玉を破裂させる。花火は黒色火薬と同様の成分でも、色とりどりにして鑑賞することが目的なので、種々の発色剤も入れられる。酸化の反応速度は時と場合によって調整されることが望ましい。たとえば線香花火は急激に爆発しては困る。また音量も時と場合によって大きくしたいことがある。たとえば爆竹では音量を大きくしてお祭りの気分を盛り上げる。

花火の燃料として、通常は木炭の細かい粉を使う。また、硫黄(S)も入っている。

花火は打上げて、空中で一瞬のうちに燃えないといけない。それには燃料の炭粉をあっという間に酸化させるために強力な酸化剤が必要で、通常は硝酸塩、塩素酸塩、酸化鉛や過塩素酸塩を使う。

$$XNO_3 \longrightarrow XNO_2 + 1/2O_2$$

一モルの硝酸塩より一個の酸素原子が生じる

$$2XClO_3 \longrightarrow 2XCl + 3O_2$$

一モルの塩素酸塩より三個の酸素原子が生じる

$$XClO_4 \longrightarrow XCl + 2O_2$$

一モルの過塩素酸塩より四個の酸素原子が生じる

これらの反応式から、過塩素酸塩が最も強力な酸化剤であることがわかる。

黒色火薬には炭粉(C)と硫黄(S)と硝石(KNO_3)を使うが、花火には時と場合によって違った酸化剤が使われる。この短時間に起こる酸化反応の機構は複雑でそう簡単ではない。硝石だけを例にとっても炭素は二酸化炭素に、硫黄は酸化されて二酸化硫黄にもなるが、炭素と硫黄が両方同時に酸化されることもある。

$$2\,KNO_3 + 3\,C + S \longrightarrow K_2S + N_2 + 3\,CO_2$$

$$10\,KNO_3 + 3\,S + 8\,C \longrightarrow 2\,K_2CO_3 + 3\,K_2SO_4 + 5\,N_2 + 6\,CO_2$$

また、硝石自体が分解して窒素や酸素の気体を生じる。

$$4\,KNO_3 \longrightarrow 2\,K_2O + 2\,N_2 + 5\,O_2$$

$$2\,KNO_3 \longrightarrow 2\,KNO_2 + O_2$$

短時間に気体（窒素、酸素、二酸化炭素、二酸化硫黄）が生じて膨張することは、夜空に大きく打上げる花火として望ましい。この反応速度は金属粉を入れて調整することができる。たとえば、線香花火はそんなに速く酸化反応が進んでは困るので、鉄粉を混ぜて反応速度を制御する。通常、金属粒子が細かいほど反応速度は速くなる。また、花火によっては大きい音、シューシューと変わった音を出させたい場合もある。金属粉は音の調整にも使われる。

夜空に大きな爆発音を出しながら種々のきれいな色を出すために、花火には発色剤が入れられる。赤色にはストロンチウムやリチウム、青色には銅、緑色には硝酸バリウム、黄色と橙色にはナトリウム、オレジ色にはカルシウム、金色には鉄を入れる。ブリリアントホワイトにはアルミニウムが使われる。きらめき剤としては、硫酸アンチモンが使われる。表3におもな発色剤をあげた。

花火の成分は粉末になっているものが多いので、それらの成分を粘着させるためののり剤が必要で、通常はデキストリンが使われる。

表 3　花火の発色剤の例

色	金　属	実際に使われる金属の化合物
赤	ストロンチウム（強い赤）	$SrCO_3$
	リチウム（ふつうの赤）	Li_2CO_3
オレンジ	カルシウム	$CaCl_2$
黄	ナトリウム	$NaNO_3$
緑	バリウム	$BaCl_2$
青	銅	$CuCl_2$
藍	セシウム	$CsNO_3$
紫	カリウム	KNO_3
	ルビジウム（バイオレットレッド）	$RbNO_3$
金	炭素，鉄	
白	チタン，アルミニウム，バリウム，マグネシウムの粉末	

日本の花火では，赤色に硝酸ストロンチウム（$Sr(NO_3)_2$），緑色に硝酸バリウム（$Ba(NO_3)_2$），青色に塩基性炭酸銅（$CuCO_3 \cdot Cu(OH)_2$）などが使われている．

花火の害

花火は夜空に花を咲かせるので、多くの人が賞讃する。しかし大量の花火の打上げは、環境汚染、特に大気汚染と水の汚染につながる。日本では毎年七月末に隅田川浅草付近で約二万発の花火が夜空に輝いている。このように大量の花火を短期間に打上げれば、環境汚染も無視できない。特に喘息や化学物質過敏症の人にとっては害である。

花火はいろいろな成分からつくられており、発火して爆発すればその酸化物が空気中にばらまかれる。花火の害は、大きく大気汚染と水の汚染に分けられる。

大気汚染

気体で有毒なのはオゾン、二酸化硫黄と種々の酸化窒素、金属の酸化物などがあり、空気中に浮遊して最終的には地面に落ち、やがては地下水の汚染につながるものもある。金属はバリウム、アルミニウム、鉛、マグネシウム、アンチモン、銅、ストロンチウムなどである。ルビジウムやカドミウムの化合物は有毒なので、米国の法律では、花火の成分として使ってはいけないことになっている。米国の花火はアジアからの輸入品が多く、取締りもできないので、法律はあってもなきに等しい。米国には厳しい大気汚染取締りの法律があるが、花火大会のときに起こる大気汚染については黙認している。米国で花火が使用されるのは、独立記念日が大部分であるためか、政府も大気汚染や水質汚染はあると知りながら、その汚染状況を実際に調べないことが多いのだ。そのため定量的なデータが欠けているので、いったいどれだけの環境汚染が花火によってひき起こされているのかは、わからないのが実状である。

中国では花火を国家の行事、結婚式、式典など、あらゆるお祝いに使うので、その数は他国よりも多い。そのせいか花火の環境汚染に関する科学的な論文は、案外中国からのものが多い。二〇〇九年の元旦に北京で行われた花火大会では、大気中から一立方センチメートルあたり四〇〇マイクログラムの粒子状物質が検出され、場所によっては八一〇マイクログラムに至った。これは平常時の三倍の空中浮遊物の濃度である。この日は風もなかったので、汚染物質は拡散せず、汚染濃度はなかなか低くならなかった。

大気汚染を起こす物質は花火の成分が燃えた気体の酸化物、たとえば二酸化窒素と二酸化硫黄である。固体の酸化物は花火の中に入っていた金属からのもので、小さい顆粒となって空気に浮遊するので、人がそれを吸ってしまうと肺に沈着する。二酸化窒素は昼間太陽の影響でスモッグとなり、眼や鼻の粘膜を刺激して気管支炎などの症状をひき起こしたりする。二酸化硫黄は空気中の水分と反応して、やがては硫酸となる。

$$SO_2 \xrightarrow{O_2} SO_3 \xrightarrow{H_2O} H_2SO_4$$

硫酸の微粒滴が空気中に浮遊して人がそれを吸込むと、硫酸によって気管支や肺がおかされる。三酸化硫黄を吸っても同じ結果になるのは、三酸化硫黄は体の中にある水分と反応して硫酸を生じるからである。

それからもう一つの害は、場合によっては花火が爆発して酸化され猛毒なダイオキシンを生成することである。特に青色の花火が原因となる。青い色を出すために銅の化合物を使うが、銅はダイオキシンを生成するいい触媒なのである。

水の汚染

地中から検出される金属化合物はだいたい二種類で、一つは酸化物である。もう一つは空中や地上、地中の水と反応して生じる酸である。酸はおもに炭酸（H_2CO_3）、塩酸（HCl）、硝酸（HNO_3）、過塩素酸（$HClO_4$）である。

米国環境保護庁が一番心配しているのは過塩素酸塩である。これは地下水からやがては飲料水にしみ込み、人体に入ると成長ホルモンの生成を阻害するので、乳幼児や胎児の成長に特に影響する。オクラホマ州で花火のあとに湖の過塩素酸塩イオンを調べてみたところ、消失するまでに二〇～八〇日間もかかることがわかった。

過塩素酸塩イオンは腸や胃壁から吸収され人体に入る。過塩素酸塩はヨウ素を取除くため甲状腺に影響し、ヨウ化物欠乏と同じ結果になる。ヨウ素が欠乏すると甲状腺腫、軽度の神経遅滞になる。

飲料水に入った過塩素酸塩の人体に対する影響は、急性中毒よりも慢性中毒によるものである。急性中毒を起こす濃度は体重一キログラム当たり二一四ミリグラムであり、通常汚染した水でもそんなに高い濃度ではない。しかし、たとえ低濃度の過塩素酸塩イオンでも、胎児は特に影響を受けやすいので、妊婦が汚染された水を飲むのは危険である。

過塩素酸塩の人体に対する慢性中毒の症状は、胃腸炎、吐き気、咽喉痛、発疹、リンパ節腫、無顆粒球症などである。

米国では花火の大量打上げに反対する者も多い。しかしながら定量的な調査がされていないので、花火による環境汚染、そしてそれが最後に人体に対して与える悪影響がどの程度であるかはわからないのが実状である。そのため、一般民衆にまで環境汚染の被害についての問題意識が及んでいないので、毎年独立記念日になると米国民は有頂天になって、夜空で破裂した花火を楽しんでいる。

I　知っておきたい有毒ガス

火山国の日本では地下から有毒ガスが出てくることが珍しくない（写真9）。温泉地などで硫黄のにおいをかいだ経験のある人もいるだろう。温泉入浴中に有毒ガスを吸って中毒を起こした事故も少なくない。夜間訓練中の自衛隊員が高濃度のガスが充満した窪地で死亡したこともあった。原因となるガスは硫化水素や二酸化炭素などさまざまであるが、これらの有毒ガスによる事故は火山や温泉地ばかりでなく、日常生活のなかで発生する可能性がある。二〇一〇年、家庭用品を混ぜ合わせ硫化水素を発生させた自殺が頻発したことは記憶に新しい。

有毒ガスは空中を広がるので、いったんガスが発生すれば多数の人が巻き込まれる。身のまわりで発生する多くの有毒ガスには解毒剤がないため、治療は対症療法になる。

ガス中毒に対する一般的な対処法

有毒ガスに遭遇した場合には、速やかに現場から離れ、新鮮な空気の場所に移動することが重要である。室内で有毒ガスに遭遇した場合には屋外へ、屋外で遭遇した場合には風上に移動する。

室内の被害者を救助する場合には、まず空気を換気する。引火しやすいガスもあるので、火気厳禁である。電気のスイッチは火花が出ることがあるのでうかつにつけてはいけない。もちろんタバ

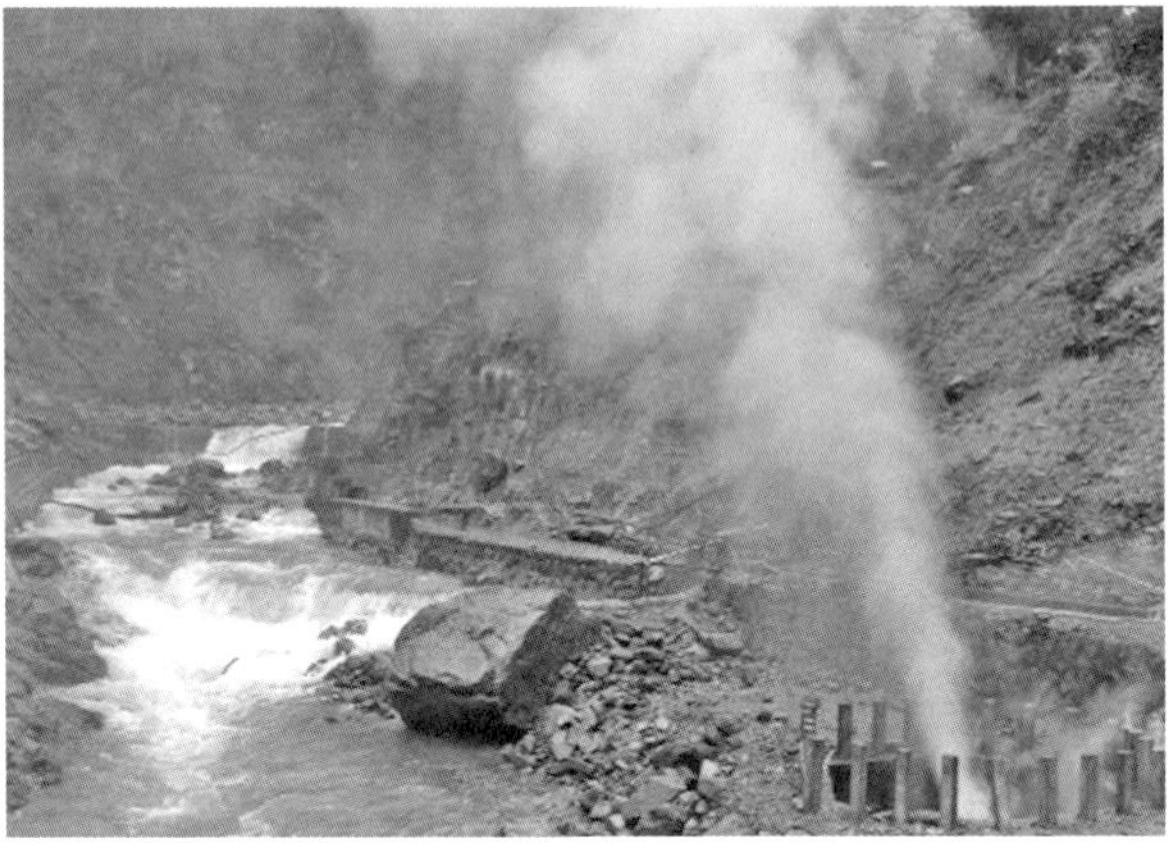

写真 9　地獄谷温泉

コの火はもってのほかである。

　ガスの種類によっては皮膚からも吸収されることがあり、はじめは無症状でも、時間が経ってから症状が出ることもある。毒性の高いガスとわかっている場合には、新鮮な空気のある場所に移動したのち、症状がなくても救急車などで速やかに医療機関を受診する。

　意識がない患者を救助する場合には、吐いたもので窒息したりすることがあるので、新鮮な空気の所に移動させたら、昏睡体位（図29）で安静にする。

有毒ガスの種類による対処法

（1）塩素ガス

　家庭でのうっかり事故が一番多いのは塩素ガスだろう。ふつうに販売されている液体の塩素系漂白剤や次亜塩素酸ナトリウムを含む殺菌剤（洗濯用、キッチン用、哺乳瓶の殺菌用など）と、酸性あるいは弱酸性のトイレ用洗剤や風呂用洗剤などを重ねて使用

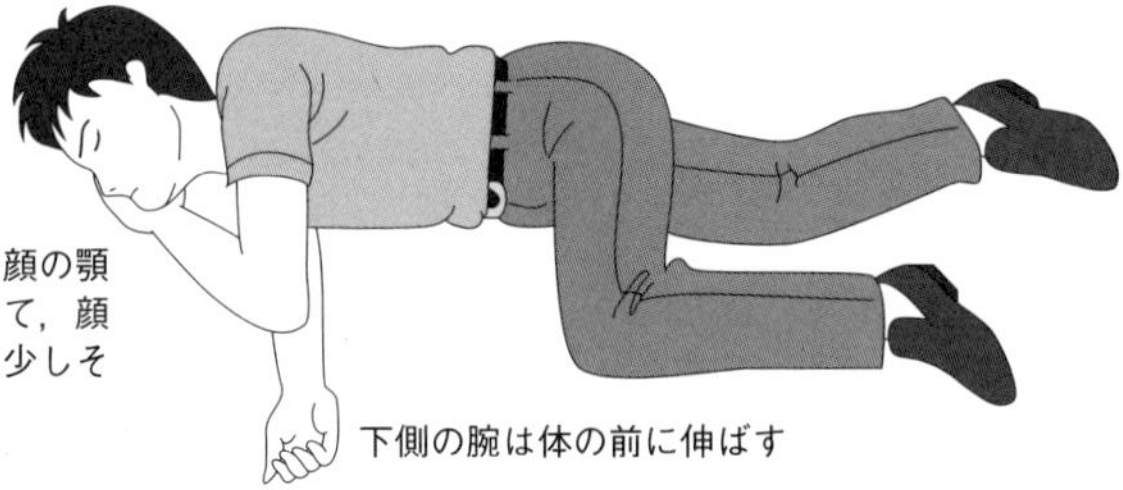
横向きに寝かせ，上側の足と腕を曲げて床につけ，体を支えるようにする
上側の手を顔の顎の下にあてて，顔をうしろに少しそらせる
下側の腕は体の前に伸ばす

図 29　昏睡体位

すると、塩素ガスが発生する。

$$NaClO + 2HCl \longrightarrow NaCl + H_2O + Cl_2$$

塩素ガスには強い粘膜刺激作用がある。高濃度では粘膜腐食作用があり、水分に接触すると塩酸と活性酸素を生じて組織を傷つける。胸に灼熱感を感じ、嘔吐、発汗、頭痛などを生じることもある。軽く吸った程度ならば後遺症が残ることはほとんどないが、高濃度だったり長時間吸ったりした場合には肺炎、肺水腫などを生じ、肺機能障害が残ることもある。

わずかに喉や鼻に刺激感がある程度の症状であれば、新鮮な空気の場所に移動して様子をみればよいが、胸部の灼熱感や息苦しさなどの症状がある場合には、数時間後に症状が急激に悪化する可能性があるので、速やかに受診する。解毒剤はないので、酸素投与や呼吸管理、対症療法がおもな治療となる。

ガス中毒ではないが、工業用の次亜塩素酸ナトリウム水溶液で濡れた衣類を洗わずにそのまま乾かしてしまい、その衣類を着て歩き始めたときに摩擦により爆発したという事故があった。セルロースを主体とする布地に次亜塩素酸ナトリウムをしみ込ませて四〇～五〇℃に保って乾燥させると爆発が起こることが確かめられ、次亜塩素酸ナトリウムの一部が塩素酸ナトリウムに変化したと考えられている。塩素酸ナトリウムは火薬の原料の一つである。

$$3\,NaClO \longrightarrow 2\,NaCl + NaClO_3$$

（2）クロルピクリンガス

クロルピクリン（図30）は家庭用品ではなく、土壌の害虫を駆除するための薫蒸剤（農薬）である。非常に揮発しやすい性質を利用して、土壌に混ぜたのち表面をビニールなどで覆い、気化したガスにより土壌を消毒する。その土壌薫蒸中に覆いがゆるんだり、強風にあおられたりしてガスが漏れ出し、近隣の住民や通行人が眼の痛みや喉の痛みなどを訴える事故が起こることもある。

クロルピクリンは過去には催涙ガスとして使用されていた兵器であり、非常に刺激性が強い。

クロルピクリンには腐食作用があり、また血液中のヘモグロビンに結合して酸素運搬能力を阻害するため、喉の痛みや咳を生じ、ついには呼吸困難になる。重症の場合には、二四時間以上経過したのちに肺水腫を起こすこともある。眼には痛み、充血、流涙、結膜炎などを生じる。ちなみに、液体を眼に入れた場合には角膜が傷ついて失明することもある。

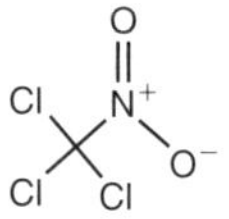

図 30　クロルピクリン

ガスにさらされた場合には新鮮な空気の場所に移動する。眼の痛みや喉の痛み、咳などが治まらない場合には、医療機関を受診する。解毒剤はないので必要に応じて酸素投与、呼吸管理など対症療法が行われる。

クロルピクリンを飲んで自殺を図った患者の治療中に、患者の吐物から発生したガスによって、医師や他の患者ら病院内の数十人が眼や喉の痛みを訴えた事例もある。

また、クロルピクリンは光や熱などで分解して塩化水素・ホスゲン・窒素酸化物・塩素ガスなど有害物質を生じることもあるので、保管や廃棄には十分な注意が必要である。

（3）一酸化炭素

一酸化炭素は無色・無臭なので、気づかずに大事故に発展することがある。現在の大都市の都市ガスはほとんどが液化天然ガスで一酸化炭素を含まないが、一部の都市ガスには数％の一酸化炭素が含まれている。また、一酸化炭素を含まない天然ガスや薪、練炭などの不完全燃焼でも一酸化炭素が生じる。過去には、反密閉式湯沸かし器のファンの異常で一酸化炭素が室内に逆流し死亡者を出した事故や、ボイラーの不完全燃焼で高濃度の一酸化炭素がホテル内に充満し、修学旅行中の小学生が中毒を起こした事故も起こっている。

一酸化炭素は血液中のヘモグロビンと結合して、体内への酸素の供給を妨げるため、重篤な中毒を生じやすい。軽度の中毒では頭痛や吐き気程度であるが、中枢神経は酸素不足に弱いため、重症になると意識障害やけいれんが生じたり、心機能が低下して不整脈を生じ、死亡することもある。また、急性症状が回復しても、歩行障害や健忘症などの後遺症が残ることもある。

酸素が一種の解毒剤で、重症の場合には血中の一酸化炭素を除去するため一〇〇％酸素をできるだけ早く投与することが必要である。軽度ならば新鮮な空気を吸うだけで回復するが、あとからひどい症状が出ることもあるので、軽症でも医療機関を受診したほうがよい。

（4）二酸化炭素

二酸化炭素は空気中に〇・〇三％含まれており、無色・無臭・不燃性の気体である。非常に弱いものの中枢神経抑制作用がある。ドライアイスは二酸化炭素を凍らせたもので最も身近な二酸化炭素発生源だろう。空気中の二酸化炭素濃度が二％をこえると中毒症状が出現すると考えられており、四％でめまい、血圧上昇、五％で悪心、嘔吐、八％で呼吸困難、一〇％で数分以内に意識が消失し、三〇％以上では短時間で死亡する。

家庭内で二酸化炭素中毒にかかることはまずないが、車でドライアイスなどを大量に運搬するときには閉め切らないなどの注意が必要である。

実際、ドライアイス貯蔵用冷蔵庫で作業をしていた作業員が、意識障害を起こして病院に運ばれた事故や、ドライアイスを車で運搬中に中毒を起こした事故がある。

（5）スプレー製品のガス——液化石油ガス

制汗スプレーやライター用ガス、カセットコンロのガスボンベなどのガスをビニール袋に入れ吸引するガスパン遊びが一〇代の子どもたちの間で流行している。ガスの主成分はブタンガスであり、そのほかプロパンやペンタンなど石油ガスからなる。

ブタンガスは無色・無臭・引火性の空気より重い気体で、毒性はほとんどないが、弱い中枢神経抑制作用があるため、吸入すると酸欠状態と相まって一種の酩酊状態となり、幻覚や幻聴などが生じるが、同時に頭痛、めまい、嘔吐、四肢のしびれ、不整脈など酸欠による不快な症状も生じる。

一般に空気中の酸素濃度が六～八％以下になると、人は致死的な意識障害を起こす。ブタンガスを大量に吸入したり、部屋にガスが充満すると酸欠による窒息死をひき起こすこともあり、危険な遊びである。また、吸入中の喫煙により引火し爆発を起こして死亡する事故も少なくない。長期連用すると記憶障害や判断力の低下など後遺症が残ることもある。

家庭で可能な処置はなく、意識障害など重症な症状を示している場合には、すぐに救急車をよんで医療機関を受診する。部屋にガスが充満している場合、ガスは空気よりも重いため、単に扉や窓の開放だけではガスを除去できない。箒などで掃き出すことも場合によっては有用かもしれない。引火には十分注意する。

J　有機リン系農薬

有機リン系農薬は代表的な殺虫剤で、世界中で広く使われている。二〇〇八年、中国から輸入した餃子に有機リン系農薬メタミドホスが混入しており、日本国内を騒がせた。また、日本では有機リン系農薬を無人ヘリコプターで空中散布するため、付近の住民の健康問題となっている。この問題をよく理解するためには少しばかり有機リンの基礎知識が必要である。そこでまず有機リン系農薬についてごく簡単に述べる。

塩素系から有機リン系農薬へ

第二次世界大戦後、塩素系殺虫剤が世界中の農業界を席巻した。DDT（p,p'-ジクロロジフェニルトリクロロエタン、図31）に代表されるように、塩素系農薬はよく効くので重宝がられ、誰もが使うようになった。しかし、農薬が使われた農地から川や湖へ、そして魚に農薬が移り、やがて汚染は鳥類にも及んだ。農薬に汚染された鳥の卵の殻は軟らかくなり、ヒナが生まれなくなったりした。やがて塩素系農薬が食物連鎖で、ミル

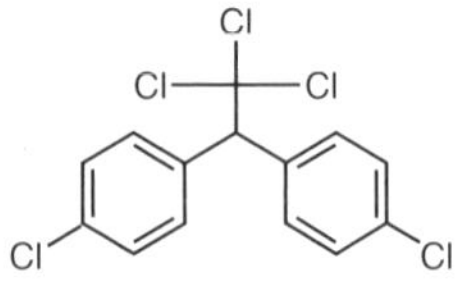

DDT

世界的に DDT の使用禁止が進んだ結果，発展途上国ではマラリア被害が再び拡大している．その被害は DDT によるものより大きいともいわれる．

図 31　塩素系農薬の例

ク、牛肉、そして人体にも入り込むようになった。塩素系農薬は環境内で分解しにくいので、地上、地下水の汚染の原因となった。

そこで、これに代わって有機リン系農薬が急速に使われるようになった。有機リン系農薬は急性中毒性が強いが、実際には人が直接農薬と接触することは比較的少ないので害は小さい。そして、有機リン系農薬は自然界で分解するので、地上、地下水を汚染せず、環境にやさしいという特長をもつ。

有機リン系農薬とは何か

有機リン系農薬の構造は、通常図32のような一般式で表わされる。

有機リン系農薬はすべて合成物質である。合成するときには、人体への毒性が弱く虫への毒性が強い殺虫剤をつくろうとするのは当然である。

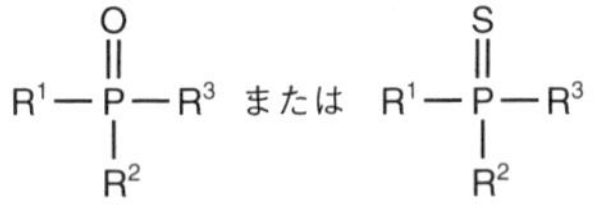

図 32　有機リン系農薬の基本構造

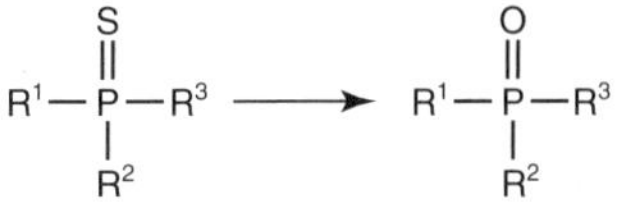

図 33　虫の体内での殺虫剤の代謝

P=S型の農薬が都合がよいのは、虫の体内に入る前は毒性が低く、入ってからP=O型に変化してがぜん毒性が強くなるからである(図33)。もちろん人体に入っても肝臓の酵素シトクロムP450の作用により同じように代謝されて、P=S型がP=O型に変化するが、人の場合は農薬にさらされる時間は非常に短く、また体の大きさに比べて薬剤濃度も低いので、急性中毒を起こすことはない。しかし虫にすれば、体中が溶液まみれになり、鼻、口、眼、殻から農薬がしみ込んで、すぐに死ぬ。

表 4　有機リン系殺虫剤（マラチオンとマラオキソン）の構造と毒性

殺虫剤	構造式	LD_{50}(mg/kg)		選択係数
		マウス	イエバエ	
マラチオン	$(CH_3O)_2P(=S)SCHCO_2C_2H_5$ ／ $\vert$ ／ $CH_2CO_2C_2H_5$	815	30	27
マラオキソン	$(CH_3O)_2P(=O)SCHCO_2C_2H_5$ ／ $\vert$ ／ $CH_2CO_2C_2H_5$	75	15	5

（山下恭平ほか著，『新版　農薬の科学』，表Ⅲ-13，文永堂出版，1996より．江藤守総　九州大学名誉教授のご厚意による）

表4に有機リン系農薬の例を示す。半致死量（LD_{50}）は毒性を表示するバロメーターであり、値が小さいほど毒性が高いことを意味する。表4中の選択係数は、毒性の選択性を表しており、哺乳類（マウス）のLD_{50}値Aと昆虫（イエバエ）のLD_{50}値Bの比（A/B）である。この値が大きいほど、毒性の選択性が高い。つまり、選択性の高い殺虫剤ほど安全性が高い。

マラチオン自体は、マウス（$LD_{50}=815$）に対する毒性は、イエバエ（$LD_{50}=30$）に比べてずっと低い。マラチオンのP=SをP=Oに変化したものがマラオキソンであり、LD_{50}は八一五から七五と低くなるから、毒性がずっと高くなることがわかる。よって、安全性のためマラチオンが殺虫剤として使われる。

日本での有機リン系農薬の使用

こういうわけで、外国でも日本でも多くの有機リン系農薬が使われるようになった。

フェニトロチオン（図34a）は広く使われ、松枯れ対策、

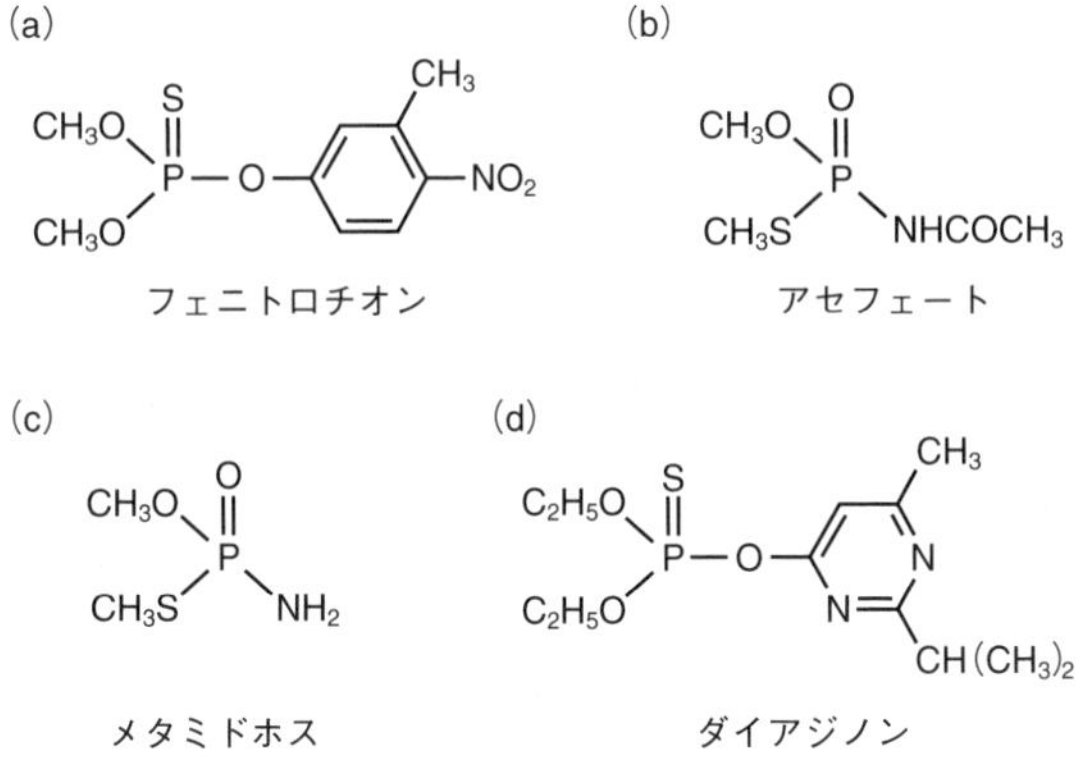

図 34　有機リン系農薬の例

家庭菜園、ゴルフ場、果樹園などに使われている。アセフェート（図34ｂ）は、構造を見ればわかるとおり、毒入り餃子事件の原因物質メタミドホス（図34ｃ）とよく似ている。しかし、毒性の強いメタミドホスは日本では農薬として登録されておらず使用は禁止されている。農薬としては、毒性の低いアセチル化物のアセフェートが使われる。ヘテロ環を含んだダイアジノン（図34ｄ）も農薬によく使われる。

無人ヘリによる空中散布

ＥＵや英国では農薬の空中散布は禁じられているが、米国では、農地が大きければ飛行機で農薬を散布しても住民に対する影響は小さいと認識されている。一方、日本の農地は一般に小さく、小型飛行機でも散布には使えない。そこで日本の特殊事情に適応するため、無人のヘリコプターが考案されて広く使われるようになってきた（写真10）。無人ヘリを使えば、地上約三メートルの低い高度で農薬を散布できる。日本では

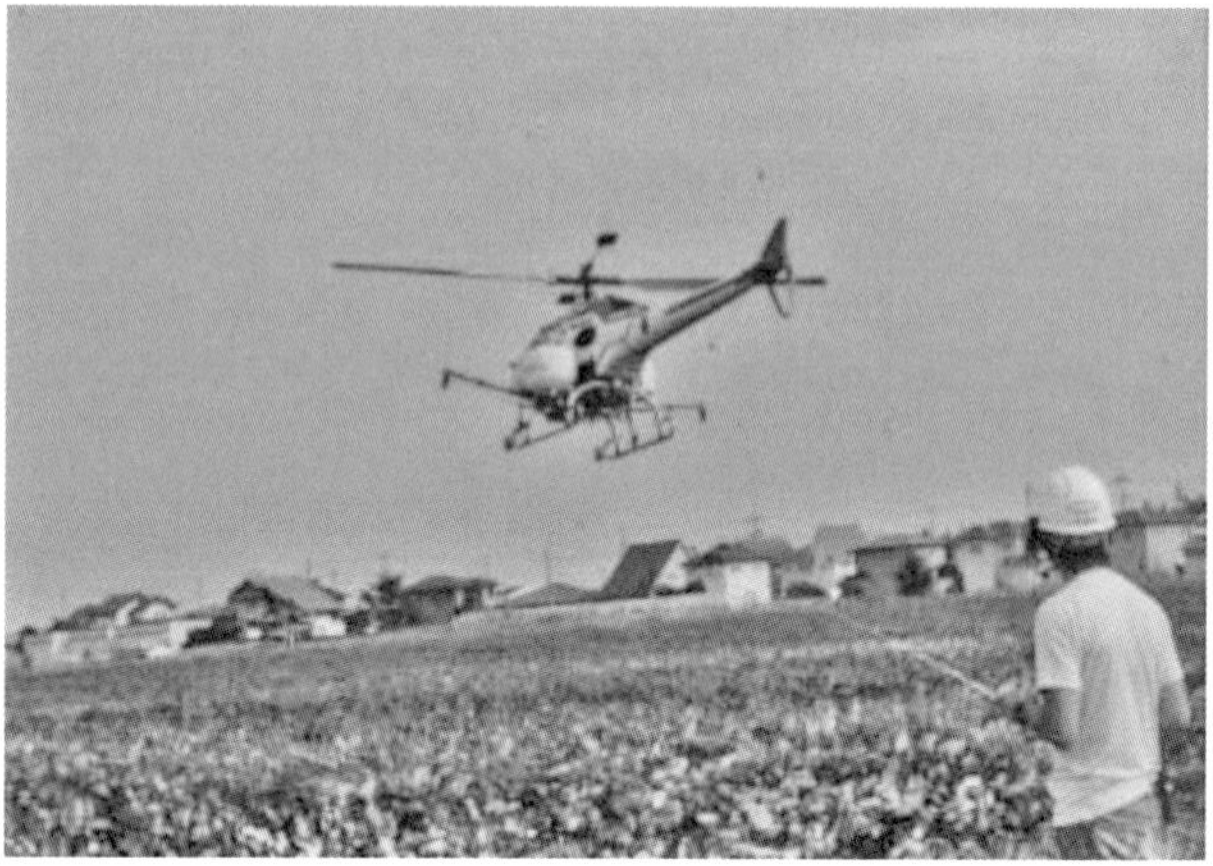

写真 10　ラジコン操作による無人ヘリで有機リン系農薬をまく様子
（写真 10, 11 は群馬県衛生環境研究所 小澤邦寿博士のご厚意による）

空中散布総面積の八五％が無人ヘリによっており、二〇〇〇台をこえる無人ヘリと、一万数千人の無線操縦オペレーターがいる。無人ヘリによる農薬空中散布で問題となる点は、無人ヘリは有人ヘリよりもずっと小型で積載量が少ないため、農薬の濃度を高くしていることである（写真10、11）。

無人ヘリを使い続けるうちに付近住民の健康被害が問題になり始めた。しかしながら、有機リン系農薬の空中散布と被害との因果関係については、専門家の間でも意見が大きく分かれており、はっきりとした結論に至っていないのが実状である。

空中散布による健康への影響

毒性には急性中毒と慢性中毒とがある。有機リン系農薬の場合、この二種のほかに、その中間に相当する毒性も現れる。まず各種の

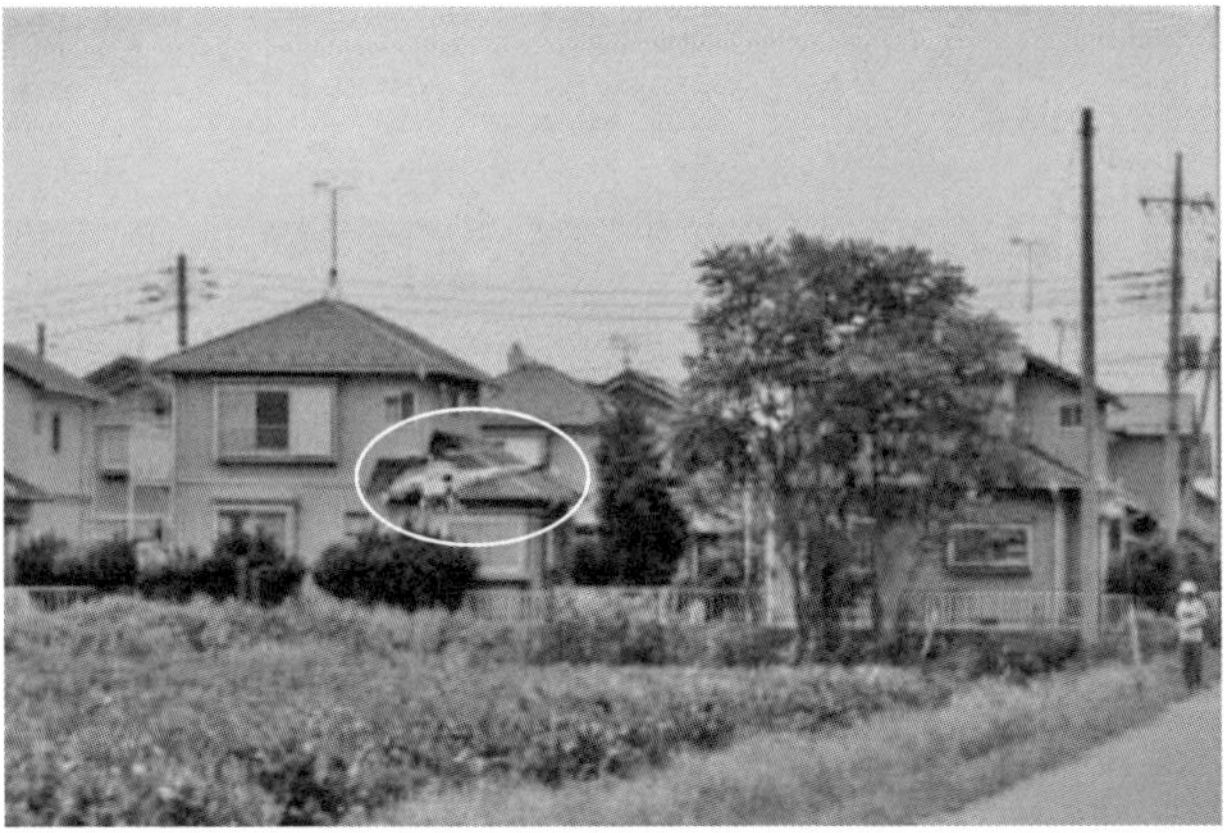

写真 11　低空（地上３ｍ以下）で行われる無人ヘリ（円内）による農薬の散布の様子．操作者は右端．

毒性について少し詳しく説明する。

（1）急性中毒

有機リン系農薬を間違って飲んだり、注射したりすると急性中毒を起こし、発汗、吐き気、嘔吐、縮瞳、視覚障害、頭痛、腹痛、下痢、筋肉のけいれん、筋力低下、はては呼吸困難を起こす。唾液分泌過多と発汗は副交感神経興奮症状の現れでもある。

農薬が皮膚についた場合は大量の水で洗い流す。アルカリ性の水または石鹸があればさらによい。経口中毒の場合はまず第一に農薬を体内から速やかに排泄させることが大事である。指を口に入れて吐かせる。胃洗浄も一つの方法である。さらに硫酸ナトリウムや硫酸マグネシウムを一五～三〇グラムを飲ませて腸洗浄をする。

虫が有機リン系農薬で死ぬ理由は、有機リンが神経伝達に必須の酸素であるアセチルコリンエステラーゼと結合して不活性化するためである。

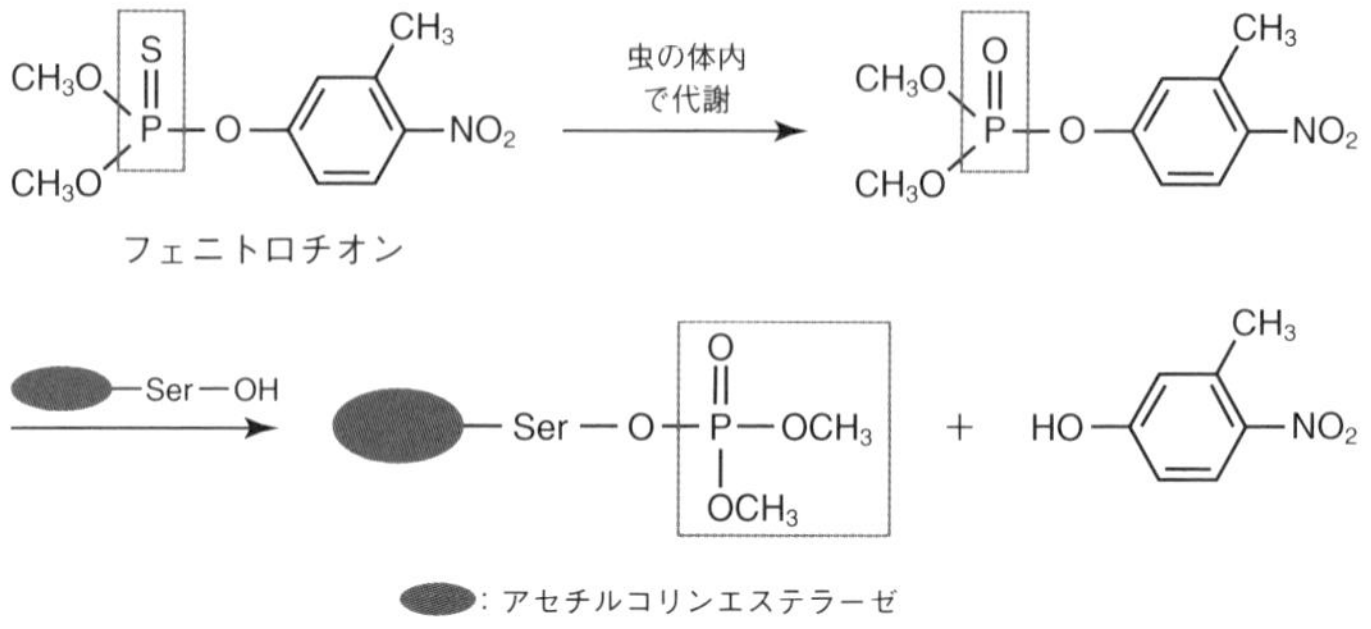

図 35　虫の体内でのフェニトロチオンの酵素阻害様式

フェニトロチオンを例にあげよう（図35）。

通常の神経伝達では、アセチルコリンが、筋肉側にあるアセチルコリン受容体に結合すると、筋肉は脱分極して収縮する。受容体に結合したアセチルコリンはアセチルコリンエステラーゼによってすぐに分解されるので（図36）、筋肉は収縮したままにはならずに再び弛緩する。

このとき、アセチルコリンエステラーゼが有機リン系農薬などで阻害されるとアセチルコリンが分解されないので、筋肉は収縮したままとなり、硬直またはけいれんが起こり死ぬ。

（2）慢性中毒

農薬散布者や付近住民のように、長い間接触していると慢性中毒を起こし、認識能力の低下、事物に対する反応時間の遅延などの非致死の神経・精神症状を呈する可能性が報告されている。これらの症状は成長した大人にも生じるが、胎児や子どもへの影響は成人よりも大きいとされる。

米国ミネソタ州の報告によれば、一九八九年〜一九九一年に農薬散布者の家庭に生まれた子どもの先天性欠損症の頻度が高い（現在より農薬の規制がゆるい時代のデータであるこ

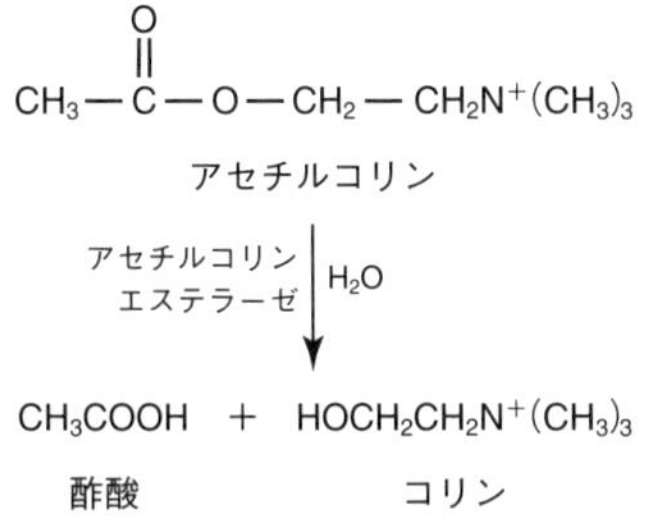

図 36　アセチルコリンエステラーゼによる分解反応

とに注意が必要）。これは母親を通じて有機リンが胎児へ伝わるためと考えられる。

よく調べられていないが、有機リン系農薬はアセチルコリンエステラーゼのほかに、アシルペプチドヒドロラーゼ、脂肪酸アミドの加水分解の阻害、神経障害の標的部位のエステラーゼ、モノアシルグリセロールリパーゼも阻害すると疑われている。

（３）急性でも慢性でもない毒性

有機リン系農薬は急性中毒と慢性中毒の中間くらいの毒性も示す。有機リン系農薬と接触して数日経つと、首、手足、呼吸筋の麻痺症状を起こすことがある。また、農薬に接触してから数週間後に手足の痛みや、運動失調の遅発性神経障害症状が起こることもある。有機リン系農薬はアセチルコリンエステラーゼを阻害すると述べたが、ほかのエステラーゼも阻害するためと考えられる。

こういうわけで有機リン系農薬散布者や付近住民に対する影響は、急性毒性よりもむしろ慢性毒性、または慢性と急性の中間の毒性によるものが問題となる。中毒となる理由は、アセチルコリンエステラーゼだけでなく、人体内の多種類の酵素を阻害するためと考えられるが、この領域はあまり研究されていないので不明な点が多い。実験的ではあるが、有機リンは神経成長因子の受容体シグナル伝達経路を阻害することが観察されている。

空中散布の危険性

有機リン系農薬は低濃度で使われる限り人体には害がないが、空中散布で高濃度のものが使われると危険性が増すことを述べた。群馬県は日本で有機リン系農薬の空中散布自粛を要請した唯一の県である。その目的は、空中散布によって多くの人がアレルギーを起こしたり、農薬に長期間にわたり接触することにより、いろいろな病状がひき起こされることを防止することにある（これに対して、農薬工業会からは「科学的・毒性学的事実を考慮しないきわめて遺憾な措置」との見解が出されている）。

日本では農薬の空中散布は無人ヘリによってなされているので、ここで無人ヘリ自体の危険性も述べておく。無人ヘリは地上からラジコンで操縦しなければならず、これ自体、たいへんな技術が必要である。ヘリを操作するには技能認定証をとらなければならないが、それでも無人ヘリによる事故で死亡するケースがごくまれに起こっている。一九九六年に福岡県では、無人ヘリを操作していた人の顔にプロペラが直撃し、死亡している。二〇〇三年に兵庫県でも無人ヘリが他人に当たり、死亡させる事故が起こっている。二〇一〇年に北海道では、水田に三メートルの高さから農薬を散布していた無人ヘリが墜落し、近くにいた人を直撃して死亡させた。空中散布の実施基準に従うことが安全確保の大前提であるが、無人ヘリの操作は、慎重に行うべきである。

K　毒物の事故を防止する

毒物は盗まれたり、悪用されるのを防ぐため、厳重に管理されなければならない。米国では毒物の危険度により、ロックされた棚や箱や部屋に保管され、開けるまでにかかる時間の長短が決められている。これは何を意味するかというと、毒物（薬を含む）は人の目につくところには置いてはいけないということである。

薬を混ぜて使うときは、相乗効果に気をつけるべきである。そのよい例は勃起不全治療薬として重宝されているバイアグラ（レビトラやシアリスを含む）だろう。バイアグラを心肺麻痺の薬であるニトログリセリンと併用すると血圧が急速に下がり死に至る。

鎮痛剤は二種併用で相乗効果を現すことが多い。お酒も少量では軽い鎮痛剤とみなされる。酒だけ飲んで死ぬということはないが、睡眠薬と併用すると相乗効果で死に至ることがある。

薬でなくてもヒトヨタケというキノコと酒を同時に飲むと酔いがひどくなり、頭痛やめまいがしたり、吐いたりする。これはキノコの成分がアルコールを分解する酵素を抑制するためである。

健康食品は全部が健康に役立つとは限らない。外国から持ち帰った健康食品のうち、特にやせ薬は要注意であることはすでに述べた。やせ薬として愛用される健康茶は有害な*N*-ニトロソフェンフルラミンなどを含んでいることがあり、続けて使うと肝臓を害したりする。漢方薬のなかには確かに効くものもあるが、なかにはエフェドリンや麻薬作用のある物質を含んだものもあるので、あらかじめ調べたほうがよい。

日常品による事故を防ぐ

家庭内には医薬品をはじめ、洗剤、漂白剤、殺虫剤などさまざまな化学物質を含んだ薬剤があふれている。一般に家庭用品には毒性の低い化学物質が使用され、安全性も考慮されているが、使い方を誤れば重大な健康被害を生じることもある。事故を防ぐには、正しく商品を使用することにつきるが、実際には思いがけない落とし穴もある。ここでは、その落とし穴について説明しよう。

(1) 家庭用品の「混ぜると危険」は、混ぜなくても危険なことがある

塩素系漂白剤と酸性あるいは弱酸性洗剤を同時に使用すると塩素ガスが発生することはすでに述べた。塩素ガス吸入で息苦しくなった例を調べてみると、同時には使用していなかった例もあった。同時には使用していなかったが、前後に使用していたのである。最初に塩素系のカビ取り剤で浴室の壁を洗い、簡単に流したのち、弱酸性の浴室用洗剤を使用したところ、排水口に留まっていた塩素系漂白剤に浴室用洗剤が流れ込み、塩素ガスが発生していたことがわかった。使用者は同時に使用したとは考えていなかった、これが落とし穴である。

また、塩素系漂白剤はそのままでも、少しずつ塩素ガスを発生している。浴室など換気の悪い狭い場所で、長時間スプレー式の塩素系カビ取り剤を使用していると、細かい霧状になった洗剤(ミスト)や、発生した塩素ガスを吸入して、息苦しくなるという例も発生している。使用する場合に

は、よく換気をして、長時間狭い部屋で使用することは避け、塩素系の洗剤を使用したあとは、大量の水でよく洗い流すことが大切である。

（2）呼吸困難になるのは有毒ガスだけではない：スプレー類にも注意が必要

スキーシーズンや梅雨時には、スキーウェアやレインコートを防水するために、防水スプレーを使用する機会が増加する。防水スプレーを室内で使用し、そのミストを吸入して呼吸困難になる例が過去に多数発生した。原因は防水成分とそれを溶かすための溶剤がスプレーによって細かいミストとなり、それが肺の奥まで吸込まれてしまったためと判明した。これまでに何度も製品は改良されてきているが、室内など閉鎖された空間で使用すると、どうしてもミストを吸込みやすい状況になるので注意が必要である。

また、防水スプレーだけでなく、スプレー式ののりや接着剤を多量に使用したときにも同様の事故が発生している。

窓を開けて使用すれば大丈夫だろうと思っても、空気よりも重い成分が使用されている場合には、ミストは室内の低いところに溜まりやすく、イヌやネコなどのペットに影響が出る場合もある。

（3）スプレー類には爆発の危険もある

スプレー類には、高圧ガスとして液化石油ガス（プロパンガスと同じ）が使用されていることが多い。可燃性で引火しやすいため、スプレー使用中の引火、爆発事故も少なくない。

火の近くで使用しない、使用中はよく換気する、中身が残ったままで捨てない、車や日当たりのいい場所に置きっぱなしにしないなどの注意が必要である。

（4）爆発や発火事故はスプレー類によるものばかりではない

塩素系漂白剤の成分である次亜塩素酸ナトリウムの溶液がしみ込んだ衣類をそのまま乾燥させて使用したところ爆発した事故が過去に発生している。成分が火薬の原料でもある塩素酸ナトリウムに変化したと考えられている。

また、マッサージオイルや食用油などがしみ込んだ布を乾燥機にかけ火災となった事例も発生している。繊維の間に残った油分が乾燥機の熱風で変化し、高熱を発して発火したと考えられている。

（5）液体の商品の場合には、ラベルの液性に注意する

液性とは酸性、アルカリ性、中性を示すものである。家庭用品では多くのものが通常、弱アルカリ性、弱酸性、中性と記載されているが、塩素系漂白剤や特殊な洗剤は弱の記載がない酸性、アルカリ性と記載されていることがある。この場合には、皮膚や粘膜をただれさせる作用（腐食作用）があるため、誤って飲んだり、眼に入れたりすると非常に危険である。重症の場合には食道や胃に穴があいたり、失明する場合もある。飲んでしまったときはすぐに牛乳か卵白（水で溶いてもよい）を飲んで、ただちに医療機関を受診すること。牛乳や卵白のタンパク質が酸やアルカリの腐食性を緩和する。（牛乳や卵がない場合にはコップ一杯の水でもよい。急いで受診するほうが大事である。）炭酸飲料は飲んではいけない。発生する炭酸ガスで胃が破裂する危険性がある。眼に入った場合には、すぐに水で一五分以上洗浄し、眼科を受診する。けっして中和（酸性のものにアルカリ性の薬品を、アルカリ性のものに酸性の薬品を加えて中性化すること）しようとしてはいけない。中和するときに生じる熱（中和熱）によって熱傷を起こしたり炎症を重篤化する。

第二章　海に潜む毒物

海は生命の起源でもあり、陸産の資源が減少するにつれ、海の幸がますます重要となってくる。われわれが食料資源を求めて海に進出するのは当然であるが、海には人にとって危険な障害が多く存在している。本章では、海に存在する毒について述べる。

海洋生物毒には二種類ある。まず、海の毒というとわれわれはすぐにフグ毒を思い出す。フグ毒は食べて中毒を起こす。海には食べて中毒を起こすものがフグ以外にも多くある。もう一つの毒は、刺されたり、咬まれることによって中毒を起こすものである。

これらを日本語ではひとくくりに毒というが、英語では区別されていて、前者の毒をpoison、後者の毒をvenom（日本語に訳せば刺咬毒または分泌毒）という。以下では、まず食べて中毒を起こす毒について述べ、つぎに刺咬毒について述べる。

A　食べると危ない海の毒

海には毒のある生物がたくさんいる。先人の食経験により、その多くは食べられないとされ、流通にのることはなく、したがって食卓に上がることもない。しかし有毒種であっても、その全部が常に有毒であるものは少なく、一方、通常はまったく毒をもたないものであっても、条件によっては強い毒をもつようになるものがある。そこで自分が釣った魚は、本当に食べられる種類か、食べてはいけない部位はないかなど注意することである。売られている魚でも、生では食べられないウナギ（血清毒をもつため）や、大型魚の肝臓などは毒が蓄積されているので危険である。海洋生物毒による食中毒を防ぐためには、地元の人が食べないもの、見知らぬもの、調理法を知らないものはむやみに食べないことであるが、海の自然毒について最小限の知識は必要であろう。ここでは食中毒を起こす魚介類の自然毒について、毒の正体や由来を述べる。

海の自然毒といえばフグ毒が有名であるが、ほかにも食中毒事件を起こしているものがある（表5）。このうちフグ毒や麻痺性貝毒による中毒は、重症の場合、死に至るまでの時間が短く、有効な治療法もないため致死率が高い。海の自然毒による食中毒は件数と患者数は多くはないが、毎年死者が出ている。

食中毒の原因となる魚の自然毒としては、フグ毒のほかに、南方毒魚（シガテラ魚）の毒、大型魚類の内臓、アオブダイ類、コイ科魚、アブラソコムツなどクロタチカマス科の魚の毒などがある。

一方、貝が原因となる毒には麻痺性貝毒、下痢性貝毒、記憶喪失性貝毒、神経性貝毒などが知られている。原因毒は中腸腺などの内臓に蓄積されることが多い。小型の貝類の内臓だけを取除いて食べることはないので、中毒の危険がある貝には十分に注意したい。

これら海洋生物による食中毒の原因となる自然毒はどのようにつくられるのだろうか。実はそのほとんどは魚や貝が自分でつくっているのではなく、毒の起源となる生物の多くは、植物プランクトンや細菌である。環境条件により増殖した植物プランクトンなどを、魚介類が直接あるいは食物連鎖を介して食べることによって、毒が体内に蓄積して毒化するのである。毒化は環境に依存する

表 5　食中毒の原因となるおもな海洋生物毒の例

海洋生物毒	原因となる食べ物の例	原因毒
フグ毒	フグ類，肉食性巻貝類ボウシュウボラなど，腐肉食性巻貝類キンシバイなど	テトロドトキシン
シガテラ毒	ドクウツボ，バラフエダイ，ドクカマス，バラハタなどのシガテラ毒魚	シガトキシン，マイトトキシン
パリトキシン中毒	アオブダイ，ハコフグなど	パリトキシンとその類縁体
魚卵毒	ナガズカなどの卵巣	ジノグネリン
ビタミンA過剰症	イシナギなど大型魚の肝臓	ビタミンAの過剰
ワックスエステル	アブラソコムツ，バラムツの筋肉	ワックスエステル
コイ中毒	コイ科魚類の胆のう	5-α-シプリノール硫酸エステル
麻痺性貝毒	二枚貝類，ホヤ	サキシトキシン，ゴニオトキシンなど
下痢性貝毒	二枚貝類	オカダ酸，ジノフィシストキシンなど
記憶喪失性貝毒	二枚貝類	ドーモイ酸
アザスピロ酸中毒	二枚貝類	アザスピロ酸
神経性貝毒	二枚貝類	ブレベトキシン類
テトラミン中毒	巻貝類	テトラミン
バイ中毒	巻貝バイ	ネオスルガトキシン，プロスルガトキシン
光過敏症	春先のアワビの内臓	ピロフェオホルビドa
海藻中毒	紅藻オゴノリと魚の食べ合わせ	プロスタグランジンE_2

ため、環境変化によって新しい有毒生物が現れたり、分布域が広がったりすると、思わぬ食中毒が突然発生することもある。

ほかに変わった食中毒としては、海藻（紅藻オゴノリ）によるものがある。これはごく新鮮なオゴノリの酵素が、食べ合わせた食品中の成分に作用し、強力な作用物質を体内で生成することが原因となって中毒を起こす。

代表格はフグ毒

欧米ではフグを食べる習慣がないのでフグ中毒はほとんどないが、日本および東南アジアではフグによる食中毒がよく知られている。特に日本では、有史以前の貝塚遺跡でフグの骨がみられるように昔から賞味され、毒があることを知りつつ、その美味しさに魅了されてきた。第二次世界大戦後の混乱期にはフグ中毒が多発し、死者数も多かった。現在もフグによる死者を伴う食中毒が毎年発生している。最近の一〇年間でも毎年数十件発生し、患者数は四〇～五〇人、死者も数人あり、食中毒による死者の大半を占めている。

フグはすべてが有毒かというとそうではない。マフグ科の魚には有毒種と無毒種がある。マフグ科の魚は一般に有毒であるが、シロサバフグとクロサバフグは無毒である。また同じ有毒種でも個体、部位、季節、地域などによる毒性の差もある。部位別では、肝臓や卵巣の毒性が高く、例外はあるが筋肉は低いか無毒である。季節的には地域により多少変化はあるが、夏から秋・冬に高いといわれる。またフグ類の毒性は以前から地域差が顕著であることが知られている。たとえば三陸産と九州産のヒガンフグの毒性を比べると、明らかに前者が高い。また個体差では、天然のトラフグで、毒をもつ主要な部位である肝臓における無毒・弱毒・強毒の割合はそれぞれ、約三分の一である。このように同じフグでも無毒のものもかなりあるので、食べても必ず中毒を起こすわけではなく、運が悪いと「あたる」ということになる。フグ中毒がなくならない一因である。

そこで、一九八三年に食用可能なフグ類の魚種と部位が厚生労働省から示され、それ以外は食品衛生法で食用が禁止された。また、フグ調理師免許制度も施行され、この免許がないとフグの調理はできない。このような基準の周知や制度の整備後、フグ中毒は減少した。現在のフグ中毒の多くは、素人による調理が原因である。

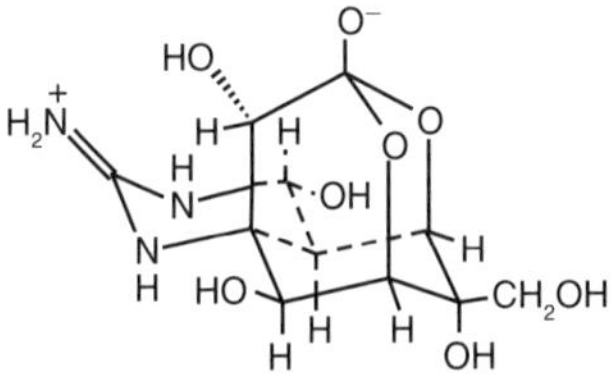

図 37　テトロドトキシン

フグ毒の主成分はテトロドトキシン(図37)であり、青酸カリの一〇〇〇倍という猛毒である。フグ中毒の症状は食後二〇分〜三時間の間に現れ、まず唇や舌がしびれ、つづいて指先のしびれ、頭痛、腹痛、腕痛などが現れる。激しい嘔吐があるが、ない場合もある。重症化すると、運動不能、知覚麻痺、言語障害も顕著になり、呼吸困難、血圧降下、全身の運動麻痺が起こり、意識消失後、呼吸が停止する。心臓はしばらく拍動するがやがて停止する。死亡の主原因は呼吸筋の麻痺による窒息死である。フグ中毒にはいまだに特効薬はなく、万一、中毒を起こした場合には、なるべく速やかに人工呼吸設備の整った病院に運ぶことが必須である。発症後、約八時間以上生き残れば回復するが、中毒を起こしたくなければ、素人の調理は厳禁である。

他の生物もフグ毒で毒化する

テトロドトキシンは、フグ類以外の魚介による食中毒の原因ともなる。肉食性の大型巻貝であるボウシュウボラによる食中毒が一九七九年に静岡県で発生し、その原因毒が中腸腺に局在するフグ毒と同定された。この毒は餌となるヒトデのトゲモミジガイに由来することが示された。

また一九八〇年には、福井県で巻貝のバイがフグ毒により毒化したが、これは漁獲時、トラップに餌として使うフグの肝臓の毒に由来すると推定された。一九五七年に新潟県で起こった、バイを食べたことによる死者まで出した食中毒も、当時は原因不明であったが、これもフグ毒が原因と推定されている。

二〇〇七年に長崎市、翌年熊本県天草市でそれぞれ患者一名の食中毒が発生した。原因となった食べ物は小型巻貝のキンシバイ、原因毒はフグ毒であった。この貝は、以前からフグ毒をもつことが知られていたアラレガイ、ハナムシロガイと同じように腐肉食性である。類似の小型巻貝類による食中毒が近年、台湾や中国で報告されている。この地域では、ハナムシロガイに近縁の小型巻貝が日常的に食べられており、それが時期的にフグ毒により毒化し、死者を含む大規模な食中毒の原因となった。毒化の時期（中毒発生の時期）は場所によるが、だいたい六月と七月に多く、これはフグの産卵の時期に一致する。腐肉食性の小型巻貝類は、海岸に押し寄せて産卵後に死亡した有毒フグの親魚を食べて毒化したと推定される。フグの産卵期に、産卵場近辺で採れる小型巻貝は、食

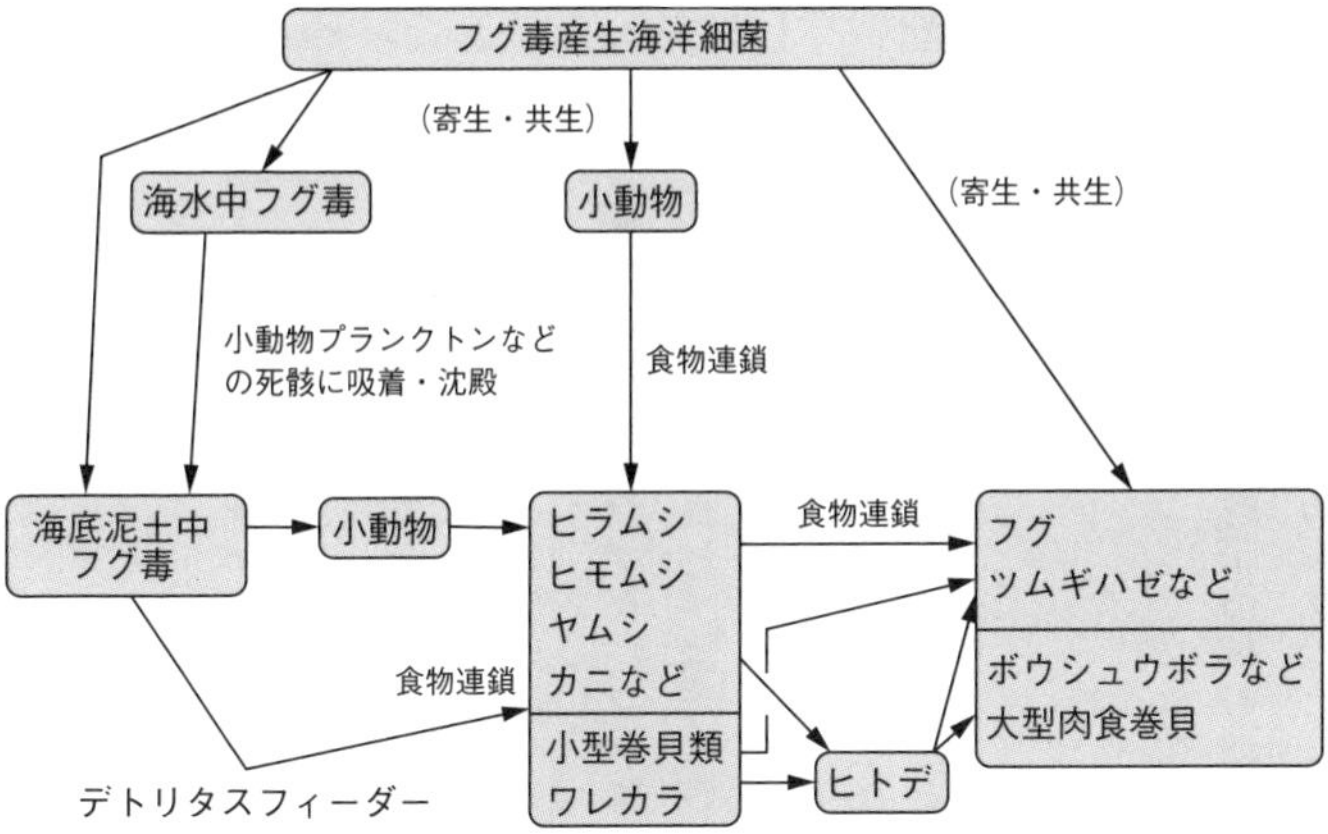

図 38　フグ毒保有動物の毒化経路（野口玉雄著『フグはなぜ毒をもつのか』，日本放送出版協会，1996 をもとに作成）

べない、採らない、売らないように注意する。

フグの毒化経路

フグ毒の起源は海洋細菌類である。しかし、細菌がつくり出すフグ毒の量はきわめて微量なので、これらが共生・寄生することだけで直接フグが毒化するとは考えにくい。一方、食物を介してフグ毒が生物間で移行蓄積されることは先述のボウシュウボラとトゲモミジガイの例がある。海洋細菌がつくり出したフグ毒は、環境の海水、底質土中へ移行し、またプランクトンなどの微小動物に蓄積される（図38）。その後は食物連鎖により、底生動物のヒモムシ、ヒラムシ、カニ類、小型巻貝類、ヒトデおよび動物プランクトンのヤムシなどに移る。さらに生物濃縮されながら、これらを捕食するフグ、ハゼ、ボウシュウボラなど、高位の動物の体内に蓄積される。経路は単純でなく、複雑に絡み合ってフグ毒が移行し、フグの毒化が進行する（図38）。

毒のないフグ

前述のようにフグ自身がフグ毒をつくるのでなく、食物連鎖により毒化するのであれば、毒をもつ生物からフグを遮断して育てたら、毒のないフグとなるのではないだろうか。そこで野口らはトラフグを、海面養殖の生簀の底部を海底から一〇メートル以上離し、有毒底生生物との接触を遮断し、無毒の人工餌料で養殖したところ、フグは毒化しないことを確認した。つまり有毒な餌生物から遮断して養殖すると、フグは毒化しないことが示されたのである。

一方、無毒の養殖トラフグにフグ毒を含む餌を与えて飼育すると、速やかに肝臓に毒が蓄積されて毒化することも示された。無毒の一般魚（イシダイ、マダイ、ボラ、マアジ）を同じ条件で飼育しても、毒化するものはなかったという。

養殖フグの肝臓は、天然フグのそれと同様に廃棄されてきたが、無毒の養殖フグ肝は美味で栄養価も高いので、利用の可能性が見えてきた。

フグ以外の魚の毒

（1）南方毒魚（シガテラ魚）の毒

シガテラは熱帯・亜熱帯海域の珊瑚礁に生息する毒化魚による食中毒の総称で、原因となる魚種はバラフエダイ、ドクカマスなど多彩である。全世界の患者数は毎年数万人に及ぶという。症状は

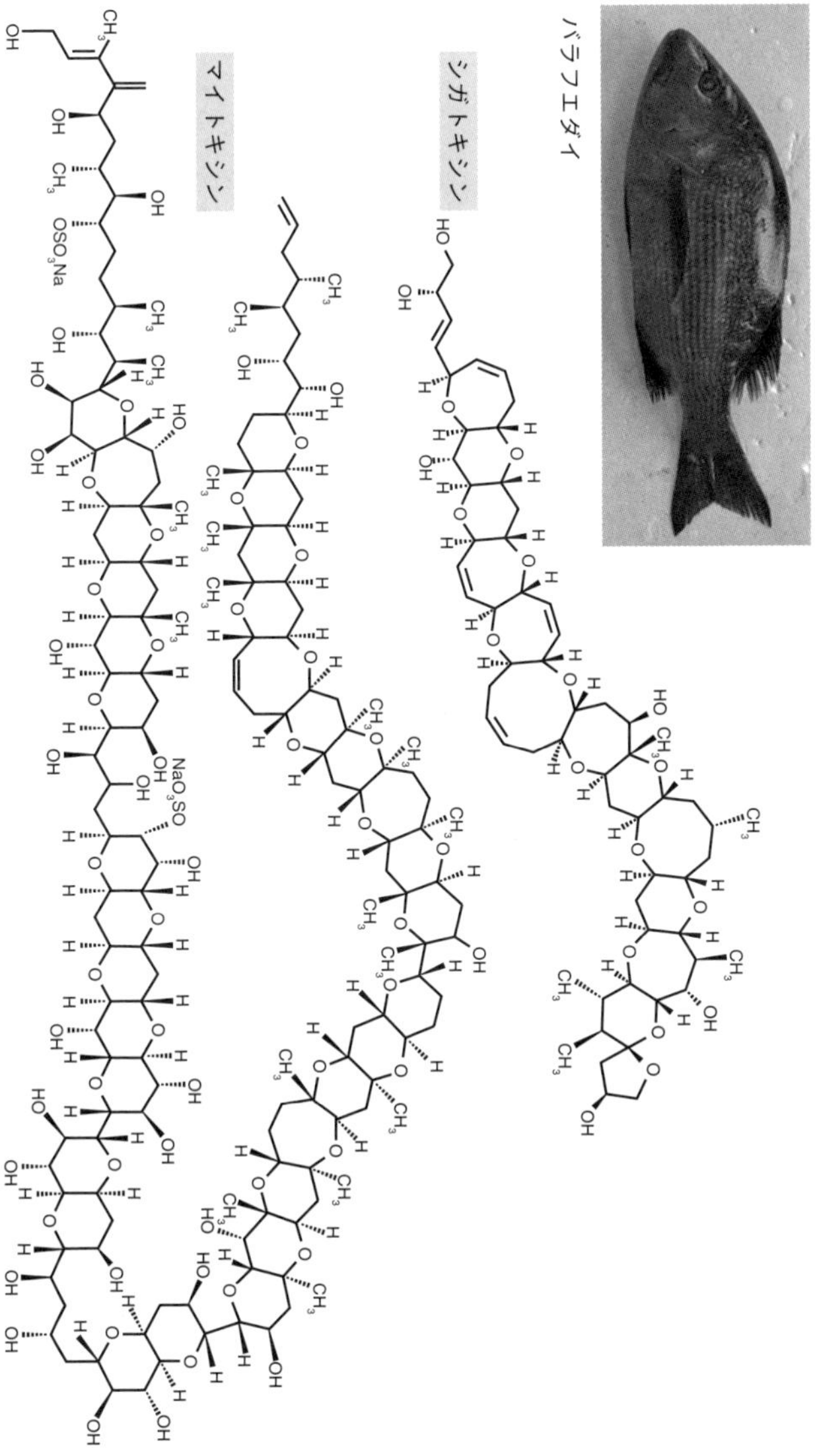

図 39　バラフエダイとシガトキシンおよびマイトトキシンの構造

消化管障害、循環器系障害、神経障害など多岐にわたり、回復に数カ月以上かかることもあるが、死亡率は低い。発病は食後一～八時間であるが、二日以上あとになることもある。症状は口唇、舌、咽頭の痛み、麻痺、吐き気、嘔吐、異味感覚、口の渇き、下痢などが起こり、さらに頭痛、関節痛、筋肉痛、脱力などが発症する。また温熱感覚の逆転（温度感覚の異常、ドライアイスセンセーション）が特徴的である。効果的な治療法はない。

日本では沖縄を中心に発生するが件数はそれほど多くない。原因毒はポリエーテル化合物のシガトキシンとマイトトキシン（図39）で、非タンパク質毒としては最強のものである。

毒の起源は底生性渦鞭毛藻であり、食物連鎖によって毒化が進む。最近、西南日本（沖縄、九州）で、これまであまり例のなかった魚イシガキダイを食べたことによるシガテラ中毒が発生した。同種の中毒が和歌山県などでも発生しており、発生地域の広がりが注目されている。

日本では食中毒防止のため、南方産シガテラ魚類は、魚市場で見つけしだい全部廃棄処分している。

（2）アオブダイの毒

アオブダイ（ブダイ科）（写真12）は体長八〇センチメートルほどになる、青色の美しい食用魚である。沖縄では刺身をはじめ、ふつうに食べられている。この魚の内臓を食べると食中毒を起こすことがあるが、時には筋肉でも中毒を起こす。患者は筋肉痛、血尿（ミオグロビン尿症）など特異的な症状を示す。

原因毒はパリトキシン（図40）で、底生性渦鞭毛藻がその起源と推定された。この種の食中毒は

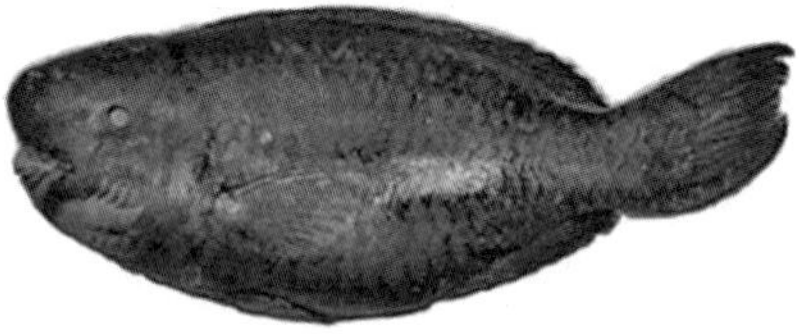

写真 12　アオブダイ（厚生労働省ホームページ 自然毒のリスクプロファイルより）

これまでに三〇数件発生し、患者は数百名以上、死者も数名出ている。

最近、ハコフグの中毒が九州地方で発生し、それがアオブダイ中毒と同様のものであることが示された。九州では郷土料理としてハコフグを食べる習慣があるが、一九九〇年〜二〇〇八年の間に長崎、宮崎、鹿児島および三重で、計九件の中毒（患者一三名、うち死者一名）が発生している。症状はアオブダイ中毒とよく似ており、筋肉痛や血尿、腎不全などで、重篤の場合は意識がなくなり死亡する。また患者の多くが、血清クレアチンホスホキナーゼの急激な上昇を示したという。ハコフグ中毒の発生地域とアオブダイの生息地域が重なること、有毒成分がパリトキシンと薬理学的・物理化学的性状が似ていることから、パリトキシン様物質が毒の正体で、起源も同様の藻類と推定されている。原因藻はもともと熱帯・亜熱帯産であるが、気候の温暖化によって分布域が広がったのかもしれない。

（3）魚卵の毒（ジノグネリン）

北海道などの北部日本で漁獲される魚であるナガズカの卵巣を食べると、腹痛、嘔吐、下痢など、消化管障害をおもな症状とする食中毒になる。原因毒はこの魚の卵巣に存在するジノグネリンである。その

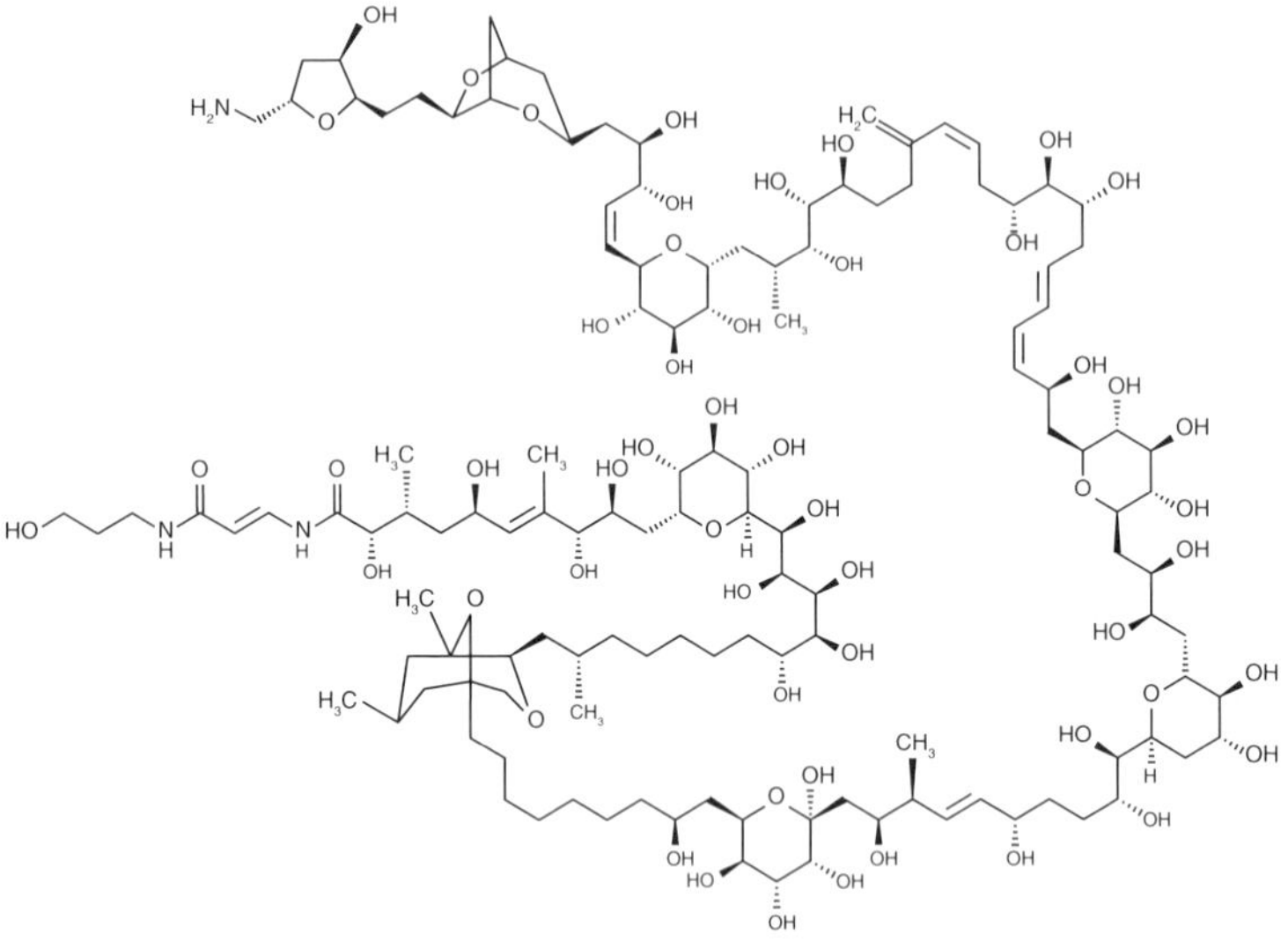

図 40　パリトキシン

構造はアデノシンを含む特異なリン脂質である（図41）。最近ではこの魚の卵巣が有毒であることが周知されたため、食中毒の発生は少ない。

（4）大型魚がもつ毒

大型魚は中毒の原因物質を大量にもっていることがあるので注意が必要である。イシナギは体長二メートル以上の大型魚で、その肝臓を食べると、頭痛、嘔吐、発熱、顔面浮腫などを発症し、皮膚が剥げ落ちる中毒を起こす。重症の場合には症状は全身に一カ月近く続く。原因物質は肝臓に大量に存在するビタミンAである。もちろんビタミンA自体は毒物質ではないが、大量に摂るとビタミンA過剰症になる。イシナギ以外の大型魚の肝臓によっても同様の食中毒を起こすので、大型魚の

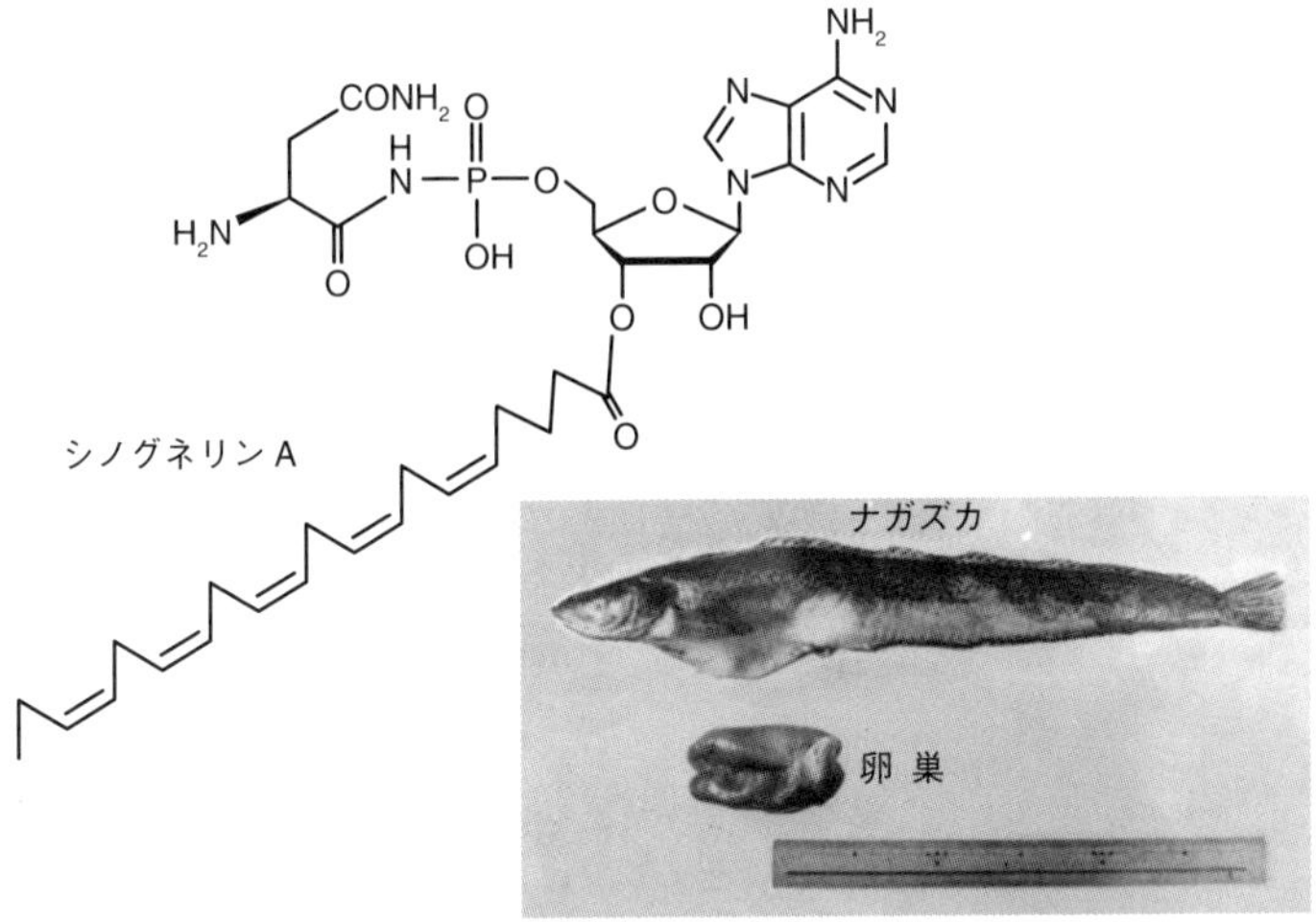

図 41　ナガズカとシノグネリンAの構造　定規は30 cm.（写真は厚生労働省ホームページ 自然毒のリスクプロファイルより）

肝臓は食べないほうがよい。同様の中毒はイワシクジラ、ホッキョクグマやアザラシの肝臓を食べても起こる。ホキョクグマの肝臓を食べたイヌイット、北極探検隊員や飼犬が中毒した例は昔から知られていた。

　アブラソコムツおよびバラムツは深海性の大型魚で、この肉を多量に食べると、下痢をおもな症状とする食中毒になる。原因はこれら昼夜の垂直移動の大きい魚の筋肉に多量に存在する脂肪族高級一価のアルコールと脂肪酸より構成されるワックスエステル（いわゆる「ろう」）である。アブラソコムツの誤食による事例は、数は少ないがみられた。これらの魚は一九八一年に食用が禁止されたが、ほかの魚の切り身として販売されることがあり問題になった。

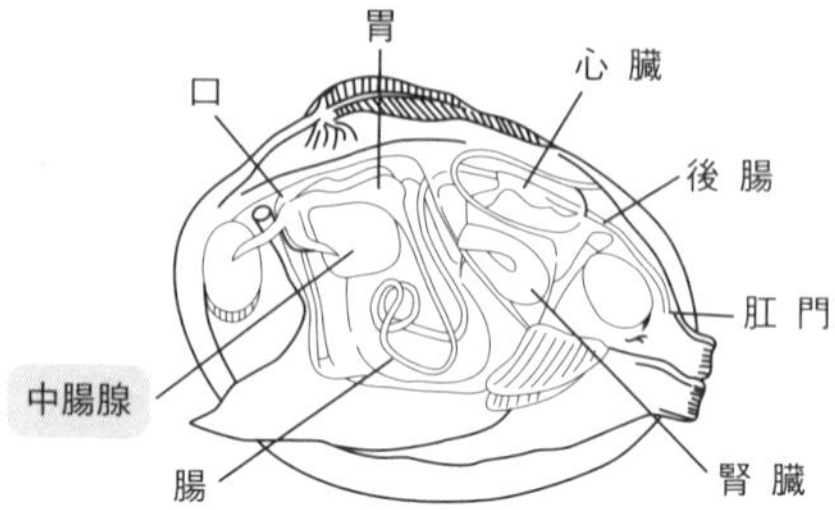

図 42　二枚貝の解剖図（白山義久編『無脊椎動物の多様性と系統』，裳華房，2000より改変）

貝がもつ毒――二枚貝の場合

（1）麻痺性貝毒

麻痺性貝毒による中毒症状は口唇のしびれ、手足の麻痺などで、重症の場合は呼吸麻痺により死亡するなどフグ毒とよく似ている。おもな原因となるのは二枚貝で、毒の起源は渦鞭毛藻などの植物プランクトンである。毒の蓄積するおもな部位は中腸腺（図42）などの内臓で、生きている貝の筋肉は通常無毒である（このため、大型の貝柱を食用にするホタテガイでは、毒化しても一定の規制条件・監視のもとで、加工・利用することがある）。例外として、輸入した巻貝のセイヨウトコブシで毒化が発見されたことがあるが、これは内臓より筋肉のほうが毒性が高かった。ほかに二枚貝と同じプランクトン食性のマボヤが毒化して中毒を起こしたことがある。

二〇〇〇年まで日本では麻痺性貝毒による食中毒は九件発生し、患者数は一五〇名、死者は四名である。最近は毒化の例はあるが、中毒事件は少ない。二枚貝の毒性の検査、プランクトン発生の監視、出荷停止などの制度が整備されたためであるが、毒の起源である有毒渦鞭毛藻の分布が以前に比べ広がっているので、今まで麻痺性貝毒の発生がなかった地方でも、油断はできない。

原因毒はサキシトキシン（図43）およびその関連化合物で、合計三〇種近くが知られており、毒性の強さは、化合物の種類により異なる。

麻痺性貝毒は熱帯・亜熱帯に生息するオウギガニ科の毒ガニのウモレオウギガニ、スベスベマンジュウガニ、ツブヒラアシオウギガニがサキシトキシンなどをもつとして有名である。このカニ毒の起源は直接、有毒プランクトンに由来せず、いまだ不明である。一方、最近（二〇〇三年）、東北地方で食用にしているトゲクリガニやイシガニが春先に麻痺性貝毒により毒化することが報告された。カニが毒化したムラサキイガイ（後述）を食べて、内臓に毒を蓄積するもので、春先の毒化の時期には、カニミソなどは避けたほうがよい。

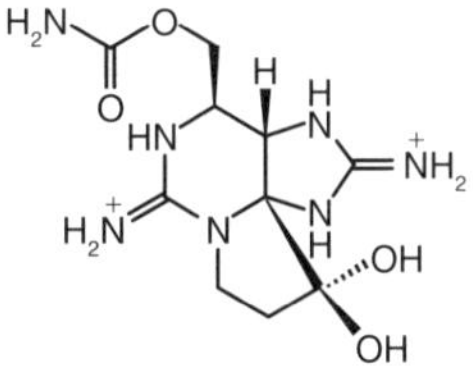

図 43　サキシトキシン

毒化二枚貝を捕食して毒化する例は、広島湾のヒトデなどでも知られており、二枚貝を食べる生物は、食物を介して麻痺性貝毒を蓄積する可能性があるので、毒化の時期には食べるのを避けたい。

（2）下痢性貝毒

毒化した二枚貝は、下痢をおもな症状とする比較的軽微な食中毒もひき起こす。毒は中腸腺に局在するので、除去が可能であれば中腸腺を除けばよい。原因となる貝はムール貝として知られているムラサキイガイ（写真13）、カキなどの養殖二枚貝であることから、集団発生の例が多かった。監視と出荷規制の実施もあり、日本では最近の食中毒発生はない。

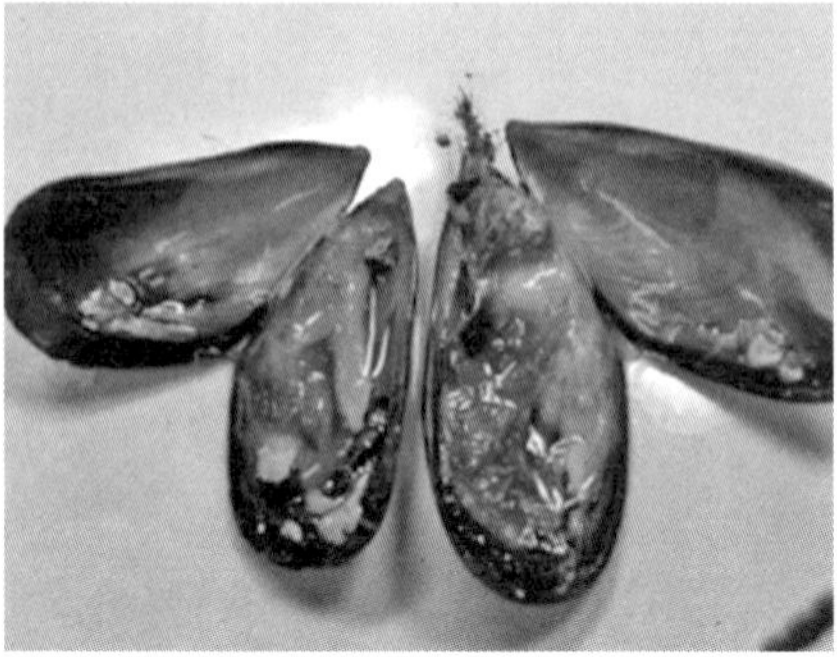

写真 13　ムール貝（ムラサキイガイ）（厚生労働省ホームページ 自然毒のリスクプロファイルより）

原因毒はオカダ酸（図44）とその関連化合物ジノフィシストキシンなどで、その起源は有毒渦鞭毛藻である。

（3）記憶喪失性貝毒

一九八七年にカナダ東岸のプリンスエドワード島産のムール貝を食べた人たちの間で記憶喪失などの神経障害を伴う食中毒が集団発生した。原因毒はドーモイ酸（図45）で、毒の起源は珪藻である。日本での食中毒はないが、近縁の藻類は見つかっているので今後、ドーモイ酸による貝類の毒化にも十分な監視が必要であろう。原因毒のドーモイ酸は内臓に蓄積される。このドーモイ酸は、以前、南九州で虫下しの民間薬として利用された紅藻ハナヤナギの有効成分として発見されていた物質で、同じものが毒にも薬にもなった例である。

（4）そのほかの貝毒

アサリの食中毒が発生したことがある。多くの患者と死者を伴う食中毒で、一八八九年～一九五〇年までの間に、静岡県の浜名湖周辺と神奈川県で発生した。症状は嘔吐、便秘などの胃腸障害や皮下出血、黄疸がみられ、

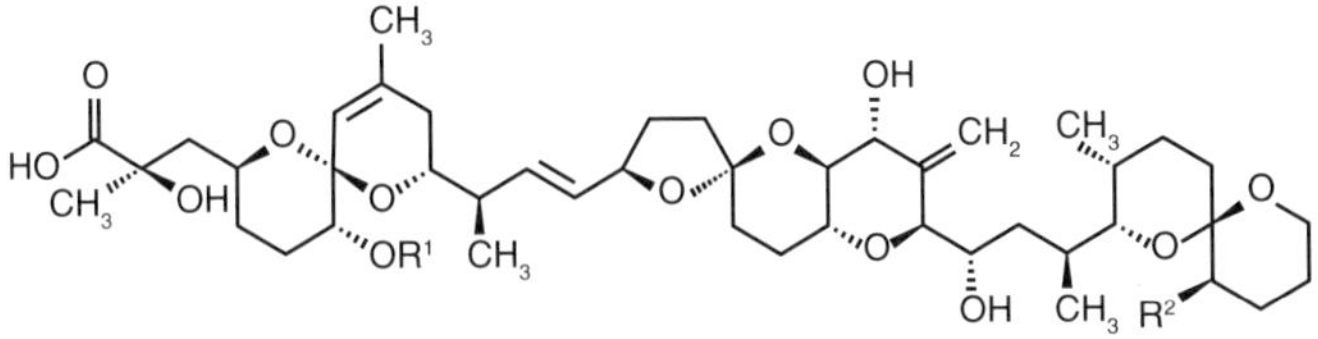
オカダ酸：R¹＝H　R²＝H
ジノフィシストキシン1：R¹＝H, R²＝CH₃
ジノフィシストキシン3：R¹＝CH₃CO, R²＝CH₃

図 44　オカダ酸とジノフィシストキシン

重篤な場合は意識障害が現れ、一週間くらいで死亡したという。重大な食中毒であり、原因毒はベネルピンと命名された。その後、食中毒は発生せず、ベネルピンの構造、毒化の原因も不明である。毒性は他の貝毒と同様で、内臓に局在したという。

アザスピロ酸（図46）による中毒は、近年、西ヨーロッパで発生しており、ムール貝などの二枚貝を食べることで起こる。下痢などの胃腸障害がおもな症状で、原因毒のアザスピロ酸類は渦鞭毛藻がつくり出すと考えられている。日本では発生していない。

神経性貝毒による食中毒も、北米、ニュージーランドで二枚貝を食べたことで起こっている。瞳孔散大、運動失調、口内灼熱感などの神経障害を伴う中毒で、原因毒は渦鞭毛藻がつくり出すブレベトキシン（図47）およびその関連物質である。日本では発生していない。

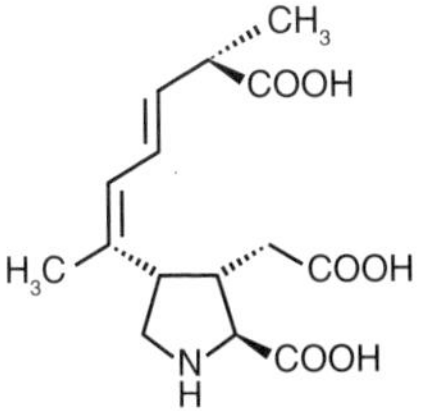

図 45　ドーモイ酸

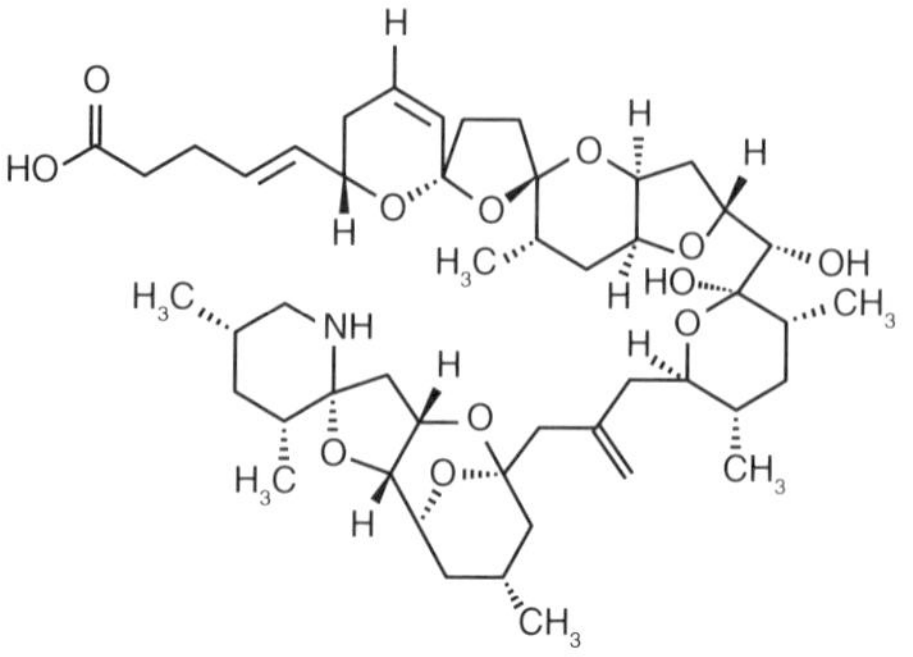

図 46　アザスピロ酸

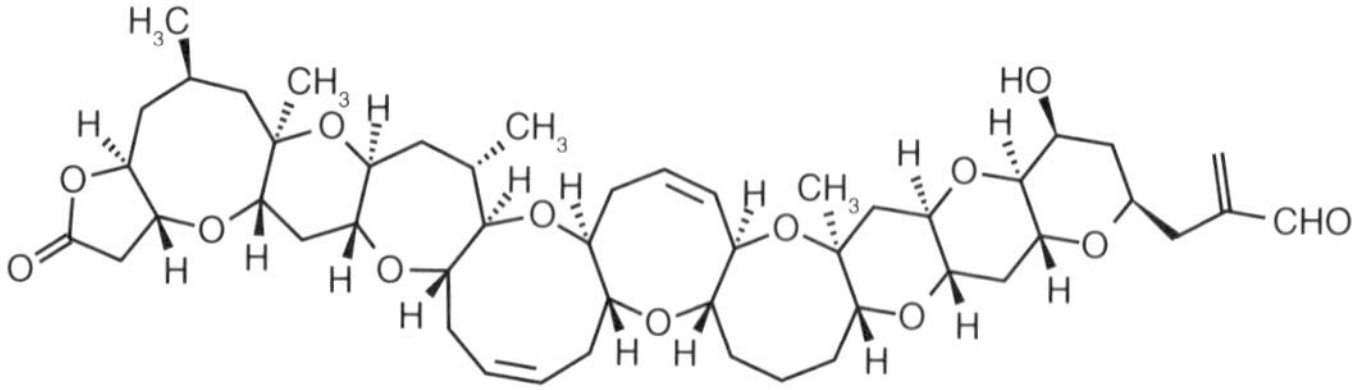

図 47　ブレベトキシン A

貝がもつ毒——巻貝の場合

（1）テトラミン中毒

寒海に生息する巻貝エゾバイ科のエゾボラモドキやヒメエゾボラ、フジツガイ科、テングニシ科など数種の巻貝類を食べて起こる食中毒は、現在でも毎年数件発生している。患者数は一〇人内外で、死者はない。症状は頭痛、めまい、船酔い感、視覚障害、蕁麻疹などで、比較的軽い。原因毒のテトラミン（$(CH_3)_4N^+$）は唾液腺に局在する。

（2）バイの毒

中型巻貝のバイ（写真14）を食べたことによる瞳孔散大などの視神経障害を特徴とする食中毒が、一九六〇年代に静岡県で発生し

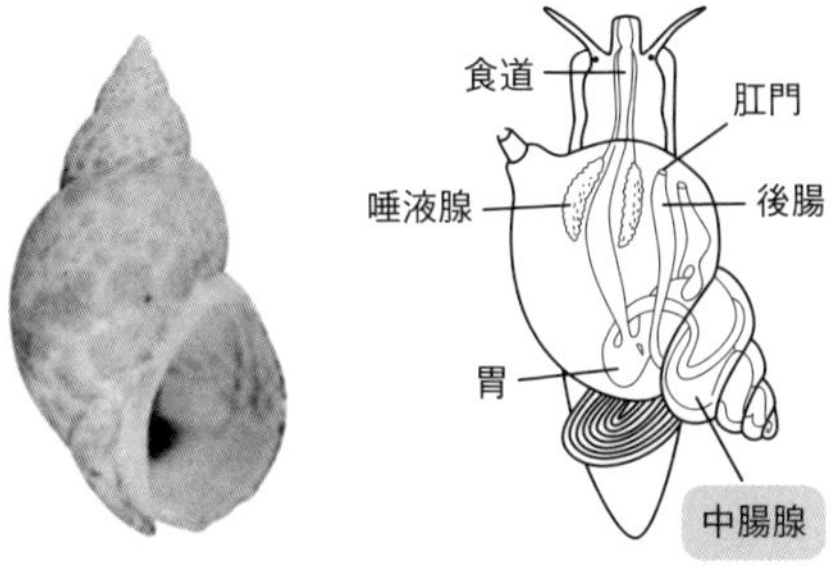

写真 14　バイとその解剖図（左：厚生労働省ホームページ自然毒のリスクプロファイルより．右：白山義久編『無脊椎動物の多様性と系統』，裳華房，2000 より改変）

た。

原因毒はバイの中腸腺に局在しており、最初、スルガトキシンが分離されたが、その後、関連物質で強力な瞳孔散大作用をもつネオスルガトキシンとプロスルガトキシン（図48）が同定された。毒の起源は、バイが生息する海中の底質土中のコリネ型の細菌と推定された。その後、この食中毒の発生は報告されていない。

（3）アワビの毒

春先のアワビの濃く青緑色化した内臓を食べると顔面の発赤、腫れ、疼痛などの皮膚障害を伴う食中毒を起こすことがある。これは内臓中でクロロフィル *a* から生成されるその分解産物、ピロフェオホルビド *a*（図49）が起こす光過敏症である。最近では中毒は起こっていない。類似の光過敏症はクロレラ錠剤でも知られているが、これは製造中に有害なクロロフィル分解物が生成したためと推定されている。

多量にクロロフィルを蓄積するものは、その分解物が生成することがあるので注意が必要である。また中毒が予測

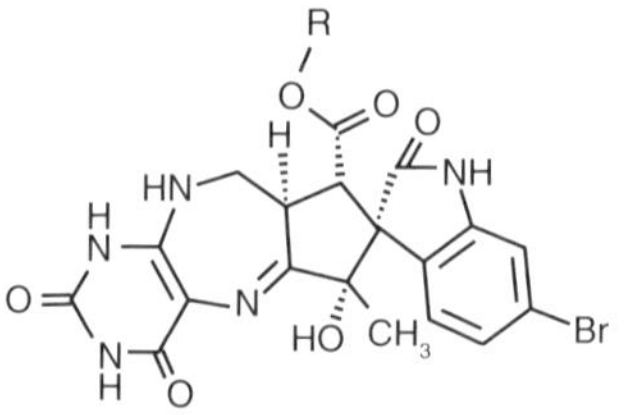

プロスルガトキシン：R＝-6′-ミオイノシトール
ネオスルガトキシン：R＝-6′-ミオイノシトール
$\underline{5\beta 1}$キシロピラノース

図 48　ネオスルガトキシンとプロスルガトキシン

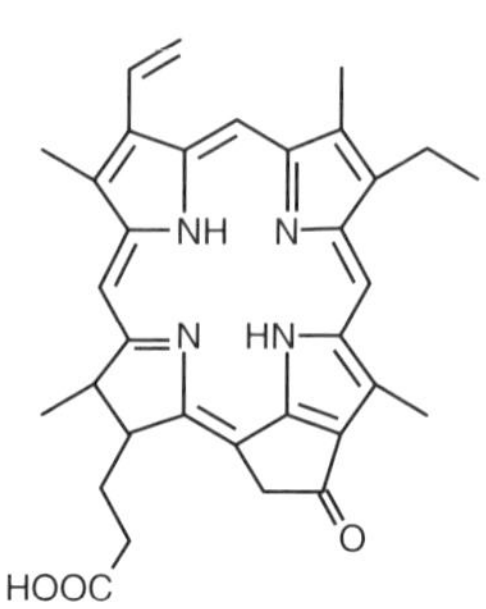

図 49　ピロフェオホルビド *a*

されるときは、直射日光に当たらないようにする。

紅藻オゴノリと魚の食べ合わせによる食中毒

紅藻オゴノリによる特異な食中毒が、日本ではこれまで三件発生しており、患者八名、死者三名が報告されている。その症状は嘔吐、下痢や血圧低下で、重篤の場合はショック症状に陥り死亡したという。

オゴノリ自体には有毒成分はなく、食中毒の原因は、新鮮なオゴノリと高度不飽和脂肪酸（アラキドン酸など）を多量に含む魚（マグロの刺身など）を食べ合わせたことによる。新鮮なオゴノリはシクロオキシゲナーゼの活性が強く、この酵素がアラキドン酸に作用してプロスタグランジンE_2などの作用物質が急速に発生し、その強力な血圧低下などの作用によるショックが原因である。オゴノリの市販品は石灰で処理してあり、海藻中の酵素が失活しているので、中毒の心配はない。

（ご教示くださった野口玉雄先生に感謝する。）

B　海で出会う危険――刺毒と咬毒

海は、磯遊びや釣り、海水浴などのレクリエーションの楽しい空間である。小さな潮だまりの小魚やエビを眺めたり、浅瀬に棲むウニやナマコを触ってみたり踏んでみたりするが、海には危険な生物が意外に多い。クラゲの刺胞、エイやカサゴの毒棘で刺されると、部位や毒の量によっては死に至るほどの重篤な被害を生じることがある。海に出たときには、周辺に生息していると思われる危険生物の生態を認識する必要がある。

人に害を与える危険生物は、刺毒動物、咬毒動物、食中毒を起こさせる生物、皮膚炎を起こさせる生物、病原を伝染させる生物、物理的に危害を与える生物の六つに分類されている。海の中にもほぼ同様な被害を人に与える生物が生息し、これらをまとめて海洋危険生物と総称する。海洋危険生物による被害件数は、寒帯・温帯地域に比較すると、熱帯・亜熱帯地域で多い。これは生物の種類と個体数が圧倒的に多いためである。

海の刺咬毒動物の種類は多く、ウミヘビ、クラゲ、イソギンチャク、サンゴ、ウニや刺毒魚などがある。特にクラゲ、イソギンチャク、ウニやオコゼなどの刺傷による被害が多く、まれにタコ（ヒョウモンダコ）やウミヘビなどの咬毒による被害がある。ここではほんの一部を紹介する。

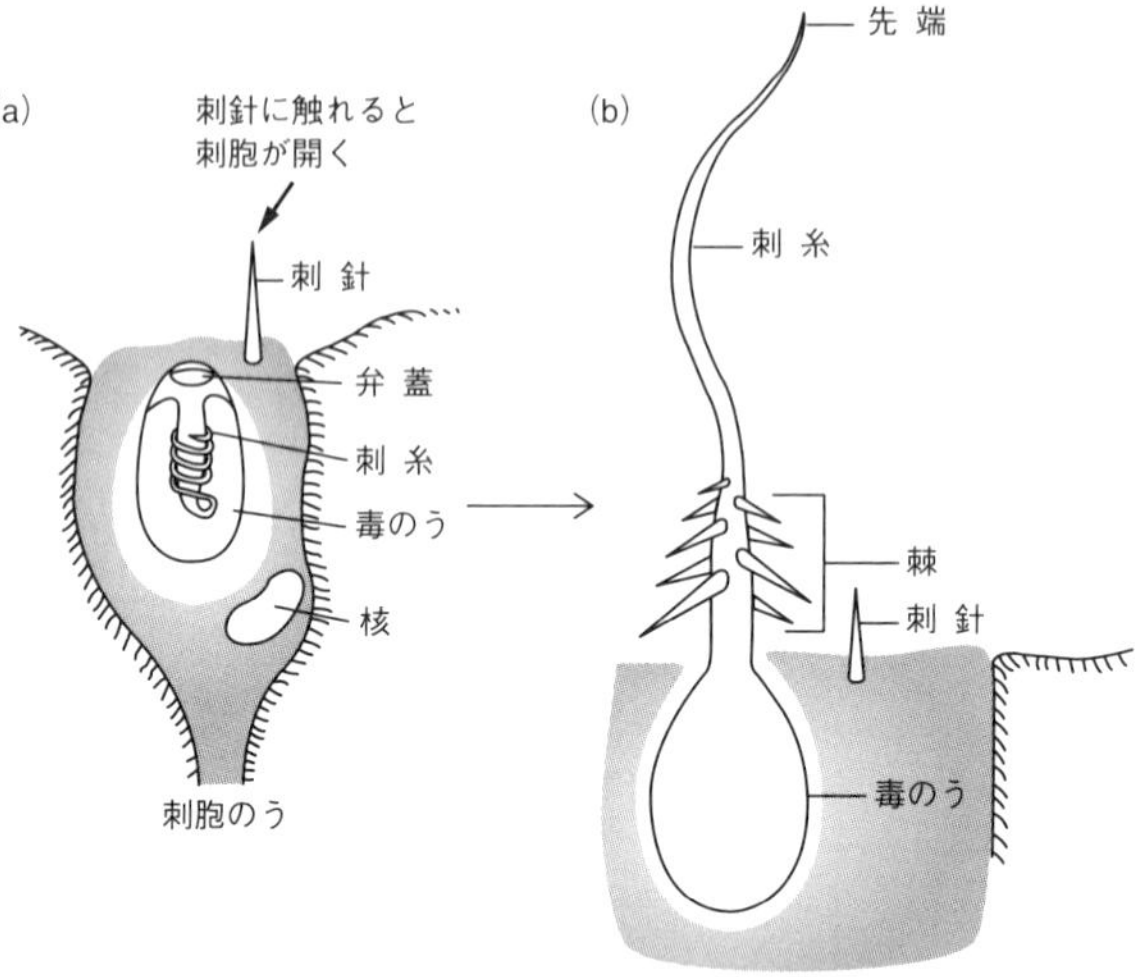

図 50　刺胞の放出前(a)と放出後(b)　　放出後，棘が出てそれが皮膚に接触すると毒を注入する．（A. T. Tu 著『中毒学概論：毒の科学』，じほう社，1999 より）

クラゲの毒

クラゲやイソギンチャク、サンゴなど刺胞動物とよばれる生物には、海で泳ぐ人やスキンダイビングする人を刺して多大の苦痛を与えるものがいる。ひどいときには死亡することもある。

肌を刺すのは刺胞という特殊な毒器官である（図50）。特にクラゲには長い触手が多数あり、一本の触手にはたくさんの刺胞がある。触手に触ると電気が走ったような強い痛みが生じる。刺胞が張り付いたところは、赤く腫れ、水ぶくれができたりする。クラゲによっては触手の長さが二〇メートルに達するものや、数十本もの触手をもつものもいて、クラゲの触手に触れると皮膚の刺傷のパターンは一点だけでなく、長い帯状の刺傷が数本〜数十本に

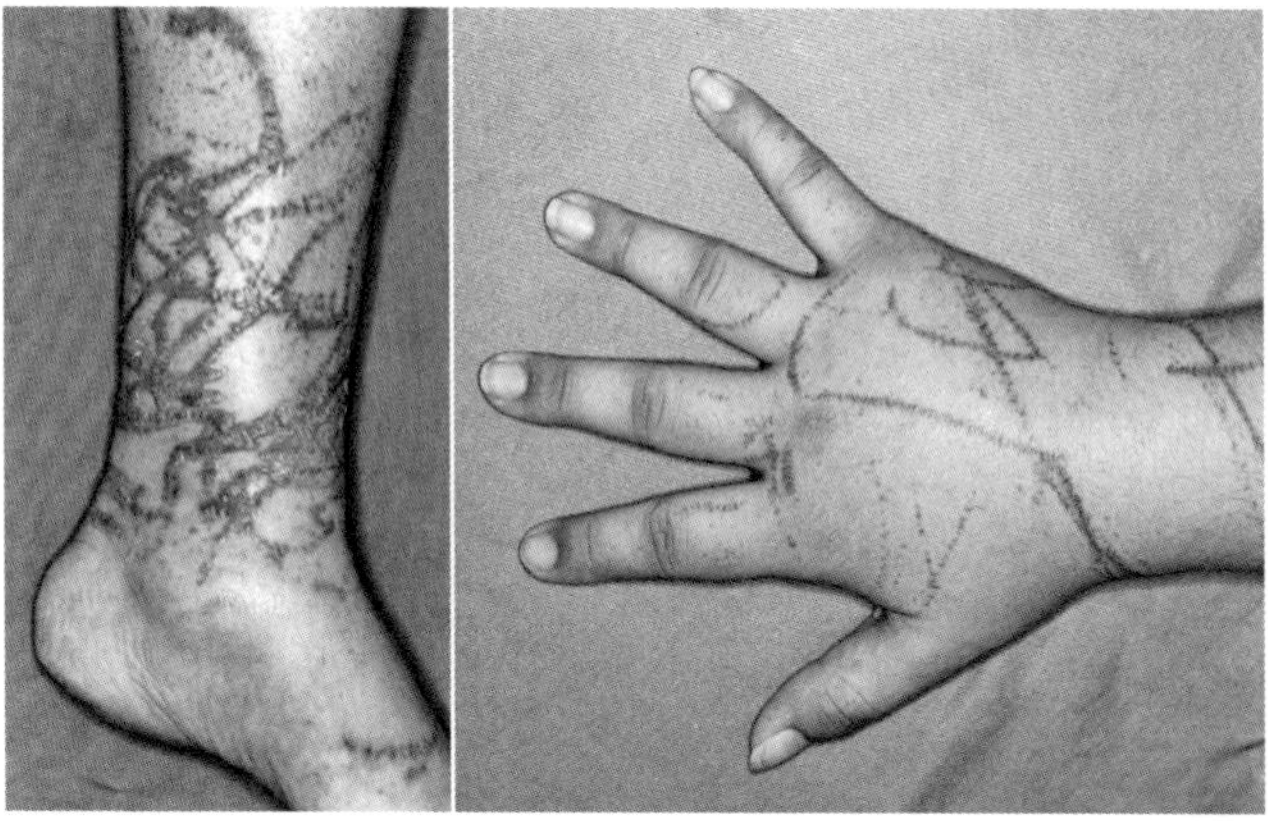

写真 15　ハブクラゲに刺された傷（北部地区医師会病院 小濱正博先生のご厚意による）

なったりする（写真15）。触手に触れると刺胞が開いて、放出された棘が皮膚を刺し、毒のうから毒が分泌されて皮膚に注入される。一個の刺胞からの毒の量は少ないが、多くの刺胞からいっぺんに毒が注入されるとたいへん危険になる。

毒をもつクラゲとして、カツオノエボシやアカクラゲ、アンドンクラゲなどが、また沖縄ではハブクラゲがよく知られている。カツオノエボシは一〇センチメートルほどの青白い浮袋で海面に浮き、そこから何メートルもの長い触手が伸びている。刺されると腫れ上がり、電気クラゲの異名をもつほどの激痛である。うっかり出会ったら一目散に逃げたほうがよい。夏場には岸に打ち上げられていることがあるが、見ための美しさにひかれて触ってはいけない。クラゲの刺胞は単なる反射で飛び出すので死んでいても刺される。

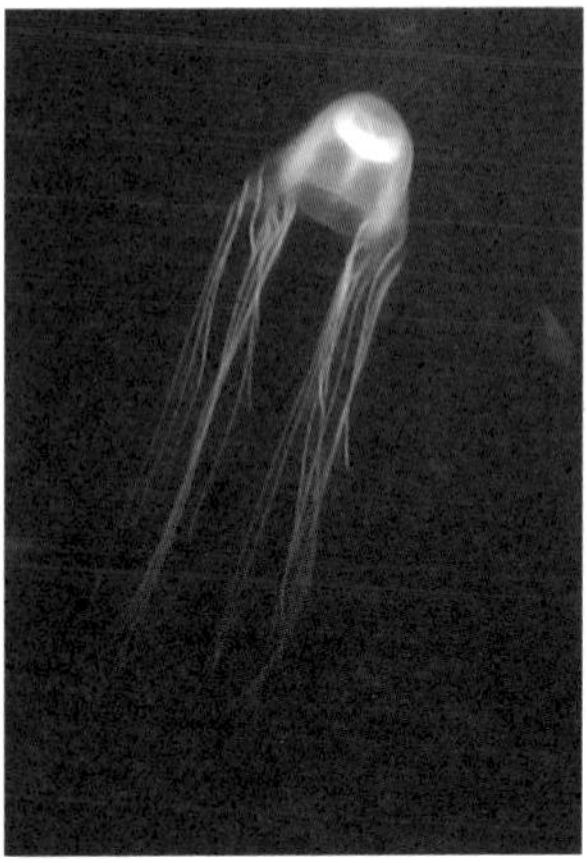

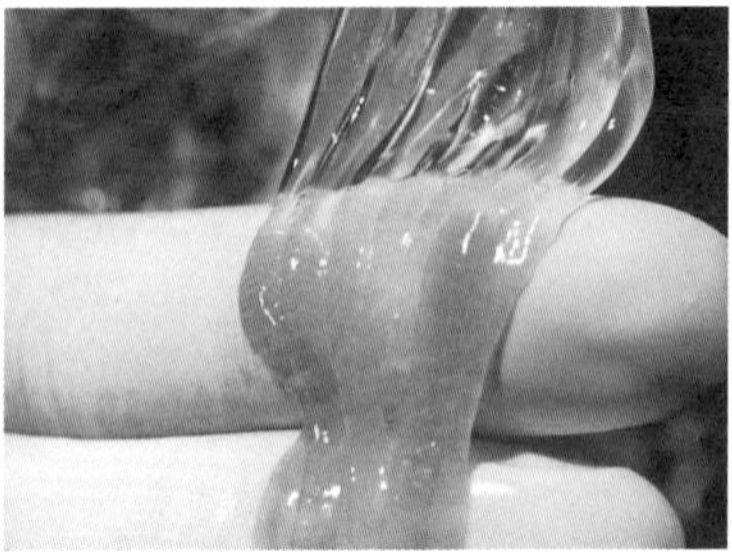

ハブクラゲの触手

写真 16　ハブクラゲ（左：© OpenCage.
右：新城安哲氏のご厚意による）

琉球列島近海に多く見られるハブクラゲは、ハコ型の傘（幅一〇センチメートル）が半透明な猛毒種で（写真16）、遊泳中に刺されることが多い。約三〇本の触手はたくさんの刺胞をもっており、伸縮自在で伸びると約二メートルにも達する。刺されると激痛が走り、強いかゆみと痛みといったアレルギー反応を起こし、ミミズ腫れなどが生じる。幼児や小学生が刺されると死亡することもあるので、沖縄県ではクラゲ侵入防止網の設置を徹底し、被害の防止、治療や広報などを含めた行政的な対策を行っている。

クラゲに刺されたときの一般的な応急処置は、海水で体に付着した触手を直接洗い流し、患部を氷や冷たい水で冷やす。体に付着した触手を真水で洗うと刺胞が破れ、皮膚をさらに刺すことになるので海水で洗うが、未発射の刺胞の毒を防ぐには、食酢での洗浄が最も良い応急処置法とされている（ただしカツオノエボシの場合は食酢でも刺胞が破れるので不可）。患部に食酢を何回もかけると、触手は固くなり指で取りやすくなる。食酢が近くにない場合、ビールや泡盛などのアルコールで代用できる。

クラゲの純粋な毒素は大部分がタンパク質毒なので熱に弱い。溶血性、細胞溶解性、筋肉壊死の作用をもっていることがよく知られている。平滑筋のれん縮、麻痺、呼吸筋麻痺、心筋麻痺を起こす。最近、東京海洋大学のグループがアンドンクラゲの近縁種とハブクラゲから溶血毒を分離した。クラゲもイソギンチャクも分類学上類似の海洋生物であるが、タンパク質の大きさがかなり違うようである。イソギンチャクの毒素の化学構造はよく研究されており、比較的小さいポリペプチドである。イソギンチャクの毒素は神経細胞にあるナトリウムチャネルのタンパク質と結合する。ナトリウムチャネルはナトリウムイオンが神経細胞の外側から中へ入るための通路で、これがうまく開かないと神経細胞の働きがおかしくなる。筋肉は神経の支配で動くので、その指令がこないとまともに動かなくなる（麻痺）。いろいろな毒素がナトリウムチャネルと結合して神経伝導の作用を早めたり、遅くしたりする。

ウミヘビの毒

ウミヘビは熱帯・亜熱帯の沿岸地帯に生息している。日本では沖縄・奄美群島でよくみられる。地球温暖化に伴い、ウミヘビの分布も徐々に北上していると思われる。

ウミヘビは太平洋とインド洋だけに生息し大西洋にはいない。中南米の太平洋沿岸にいるウミヘビはセグロウミヘビ一種類だけである。東南アジアの海に行くと何十種類ものウミヘビがみられる（写真17）。ウミヘビは環境に順応し進化して、尻尾が平たく魚のひれのようになっているのですぐ

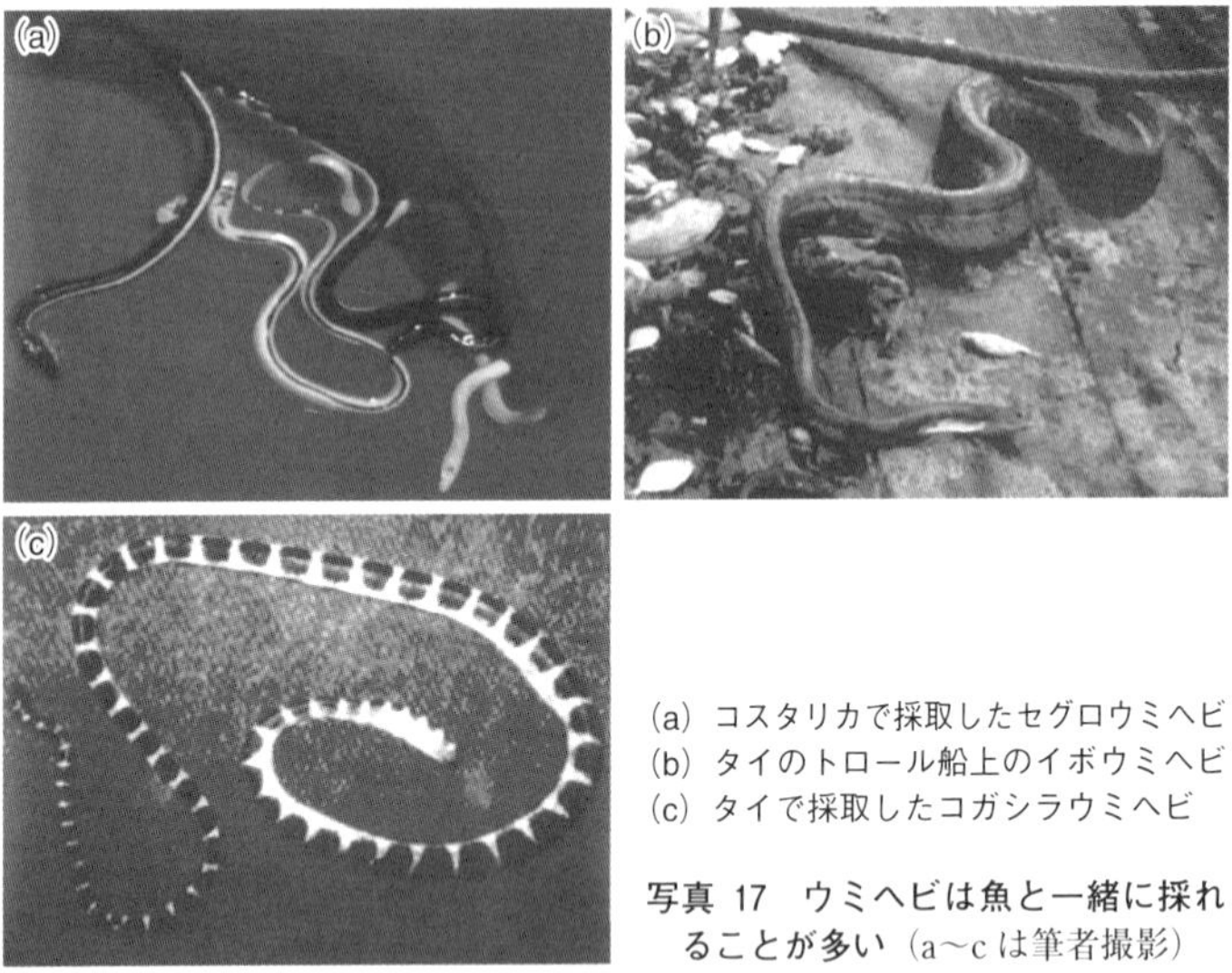

(a) コスタリカで採取したセグロウミヘビ
(b) タイのトロール船上のイボウミヘビ
(c) タイで採取したコガシラウミヘビ

写真 17 ウミヘビは魚と一緒に採れることが多い（a〜c は筆者撮影）

にわかる。

ドクヘビは五つの科に分類されている。マムシ科、クサリヘビ科、コブラ科、ナミヘビ科、ウミヘビ科である。

ウミヘビの毒はタンパク質毒である。そのアミノ酸の配列をみてみると、陸産のコブラ科の毒と似ており、特にジスルフィド結合の位置がまったく同じである。立体構造も似ているということである。

ウミヘビに咬まれると筋肉が麻痺し、呼吸困難を起こして死亡することもある。ウミヘビの毒は神経毒で、筋肉側にあるアセチルコリン受容体に結合する。すると、神経伝達物質として働くアセチルコリンが受容体に結合できなくなる。すると、神経からのシグナルが筋肉に伝わらなくなり麻痺するのである。

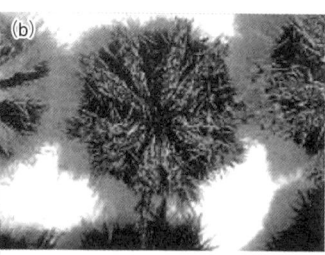

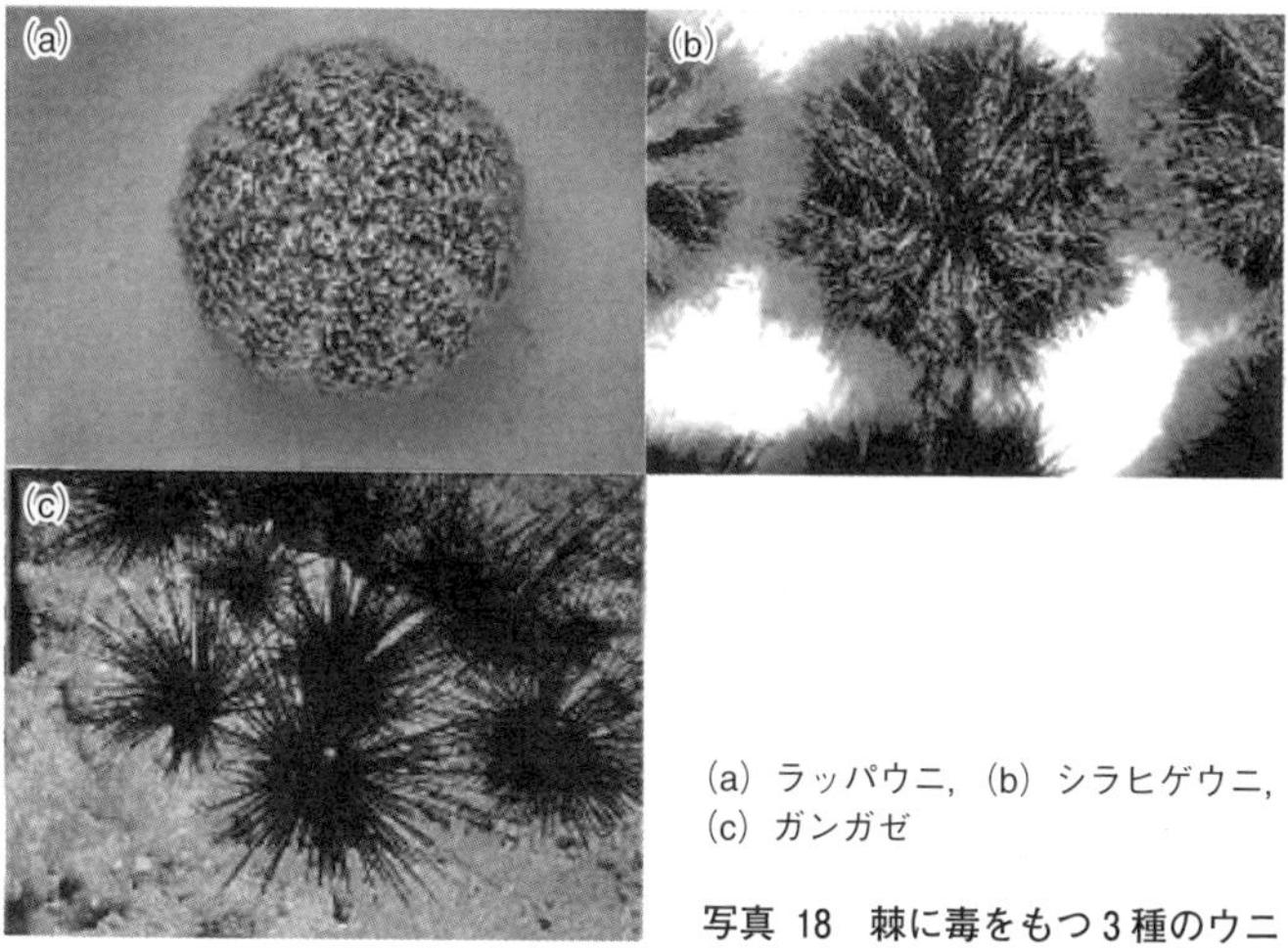

(a) ラッパウニ, (b) シラヒゲウニ,
(c) ガンガゼ

写真 18　棘に毒をもつ3種のウニ

ウニ類の毒

ウニはナマコやヒトデと同じ棘皮動物の仲間である。ウニ類は世界の海に約一〇〇〇種類が知られており、波打ち際の磯や浅海から水深七〇〇〇メートルをこえる深海底まで広く分布している。日本近海には約二〇〇種類のウニが生息しているとされ、このうち食用となるのは十四種類くらい、一方、体表の棘に毒をもつ有毒種は約一〇種類である。写真18は危ないウニの代表選手である。

ラッパウニとシラヒゲウニ（写真18 a・b）の体表は、短くて先のとがっていない無毒の棘と、毒のある球状の頭部をもつ叉棘《さきょく》に覆われている。ラッパウニの叉棘は、毒器官（毒腺）として最もよく発達しており、小型、中型および大型の三つがある（図51）。小型叉棘は全体的に数が少なくほとんど無毒である。有毒な中型叉棘はウニ一個体に数千本、大型叉棘は数本〜

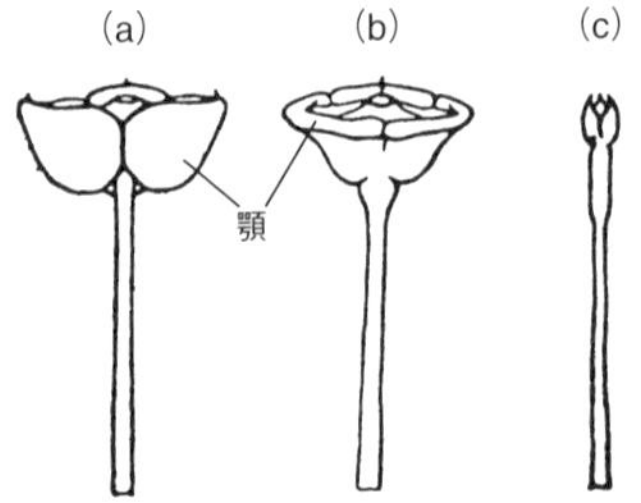

図 51　ラッパウニの大型叉棘(a)，中型叉棘(b)および小型叉棘(c)（×5）

一〇〇本程度ある。中型および大型叉棘の頭部は薄い皮膜で覆われた三つの顎からなり、その先端は鈎状になっており、噛みつくように刺さってタンパク質毒を注入する。

ラッパウニの叉棘毒による症状には個人差があり、アレルギー体質の人は痛みやかゆみ、腫れなどを起こしやすい。また、何度も刺されると呼吸困難やアナフィラキシーショックをひき起こすことがある。私は実験中にうっかり中型叉棘が一本唇に刺さってしまったことがある。叉棘が刺さったところは痛がゆく、ぷくっと腫れたが、三〇分ほどで痛みもなくなり回復した。

シラヒゲウニは食用種であるが、小さな叉棘が生殖腺に付着することがあって、口の中が腫れたりする。ラッパウニは食べられるが美味しくない。

ラッパウニよりも被害が多いのはガンガゼである（写真18 c）。ガンガゼは細長い刺棘をもつ代表種である。ウニ殻径の三倍にも達する長い棘をもつ。棘は中空であるが、先端に毒のうがあり薄い皮膜に覆われている。棘が刺さると先端の皮膜が破れ、毒が注入されて棘も折れる。毒はラッパウニやシラヒゲウニと同様おもにタンパク質毒であり、レクチンの可能性が高い。

水深一〇メートル以深の海底に棲むリュウキュウフクロウニは、横縞模様の四種類の刺棘をもち、日本では最も危険な種と考えられているが、毒の正体についてはほとんどわかっていない。

ウニの刺し傷の治療には痛みと腫れを和らげる外用薬のステロイド製剤や抗ヒスタミン製剤を用いるが、激痛の場合には局所麻酔薬として即効性で一時的に痛みを抑える作用のある塩酸リドカインの皮下注射を行う（一％または二％溶液を一ミリリットル）。塩酸リドカインはまれに血圧低下などのショックを起こすことがあり、過用量（二〇〇ミリグラム以上）に注意する必要がある。特に子どもへの投与は全身状態を観察しながら慎重に行う。

魚の刺毒

（1）カサゴ目―ハオコゼ、オニオコゼ、オニダルマオコゼ

オコゼなどカサゴ目に代表される魚の仲間は背鰭、胸鰭、臀鰭に毒腺をもつ刺棘があり、刺毒魚とよばれる。世界でおよそ二〇〇種類が知られており、日本には約一五〇種類が生息していると推定されている。うっかり触った日にはたいへんである。傷口から激痛がだんだんと広がり、ひどいときには浮腫や悪寒などの症状をひき起こす。急激な血圧低下のような重篤な状態になって医療機関での受診が必要となることもある。応急処置として四〇～四五℃くらいのお湯に三〇分くらい浸けると痛みが和らぐ。刺毒が熱に弱いタンパク質を含んでいるからである。

海水浴などで出会うことのあるハオコゼ、オニオコゼ、オニダルマオコゼについて紹介しよう。

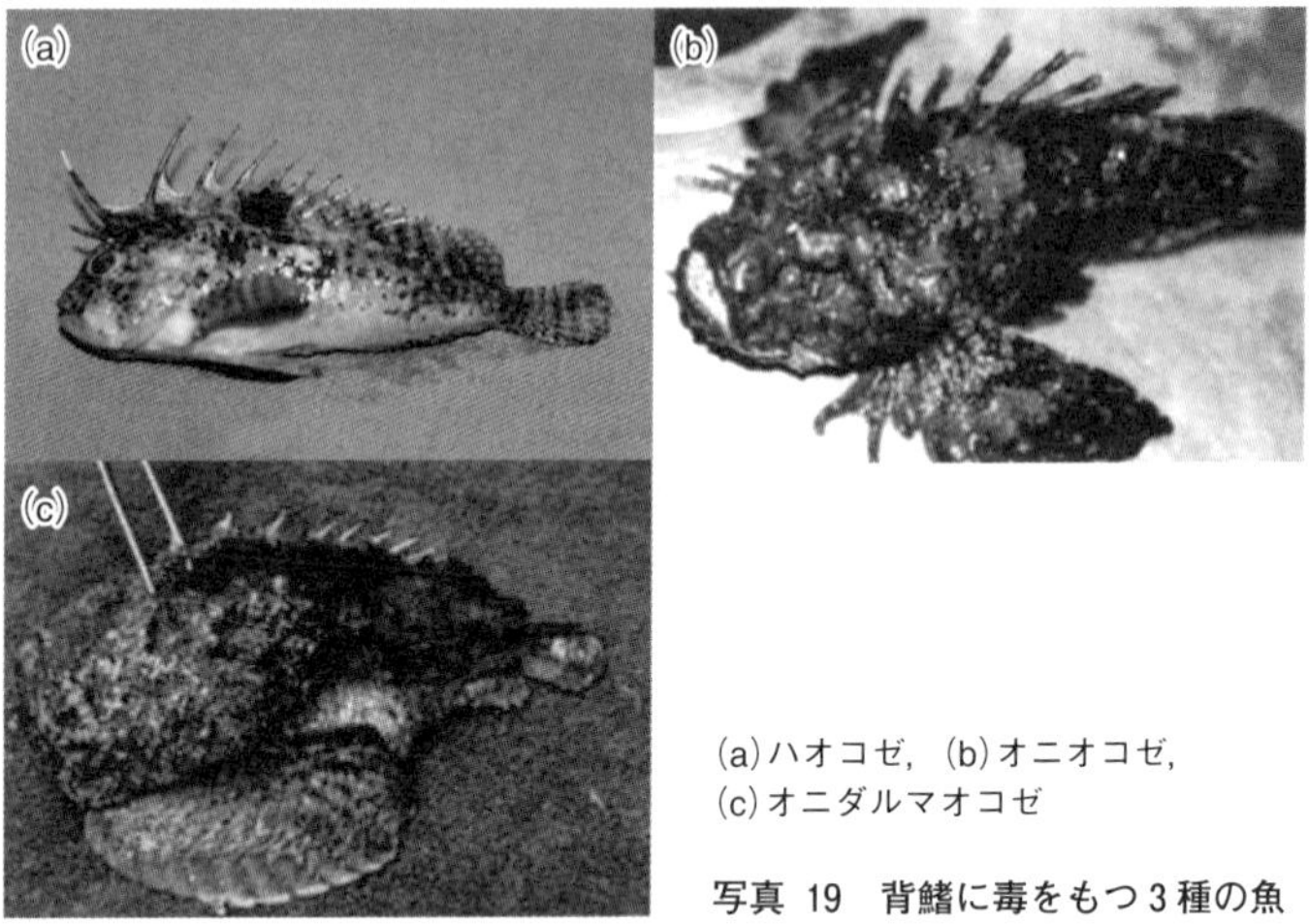

(a) ハオコゼ, (b) オニオコゼ,
(c) オニダルマオコゼ

写真 19　背鰭に毒をもつ3種の魚

ハオコゼ（写真19 a）は小型の刺毒魚で、体長五〜八センチメートル、浅瀬のアマモなどの海藻の生えているところや潮だまりでよくみられる。背鰭に一四本の刺棘をもっている。ハオコゼに刺されると、一〇分くらいでズキズキする痛みから激痛に変わり、熱が出ることもある。刺されてしまったら、一％または二％の塩酸リドカインを皮下注射（一ミリリットル）して痛みを和らげる。腫れの程度により外用薬のステロイド製剤や抗ヒスタミン製剤を使用する。重症例として、子どもの刺傷時における血圧低下などのショックにはステロイド（一五ミリグラム）含有の補液あるいは塩酸ドブタミン（一〇〇ミリグラム）の点滴静脈内投与を行う。このようにハオコゼ刺毒による刺傷の治療はウニの場合と同様であるが、体内に注入された毒量と部位により、一刻を争うことにもなる。

ハオコゼを飼育している水族館で刺されること

が最も多く、つぎは漁師で、網に絡まったハオコゼを外すときに刺されてしまう。またハオコゼは「海金魚」とよばれて観賞用にもなっている。自宅で飼育していて、水槽の海水を交換する際に刺されたりするので、素手では触らないように注意する。なお、毒の本体はウニ毒素より分子構造が大きい糖タンパク質のレクチンの一種である。

オニオコゼ（写真19ｂ）は体長二〇～二五センチメートルの食用高級魚である。沿岸の浅海域に広く生息している。背鰭に二～三センチメートルの一七本の刺棘をもつ。ハオコゼと同様に、これに刺されると腫れて激しい痛みが数時間続く。漁師、釣り人、調理人などがよく刺される。食材としてのオニオコゼは夏が旬で、白身の刺身は絶品である。

大型で猛毒のオニダルマオコゼ（写真19ｃ）は体長四〇センチメートルくらいで、熱帯・亜熱帯地域の岩礁やサンゴ礁、浅瀬の砂地などに潜んでいる。英名はstonefish（石の魚）である。沖縄県や南西諸島、オーストラリアなどの南大西洋地域に生息し、刺されたら死ぬかもしれないほどの危険生物である。二〇一〇年八月にはダイバーが水深およそ五〇センチメートルの浅瀬で誤って踏みつけ、死亡する事故があった。背鰭に一三本ある刺棘は約四センチメートルにもなりきわめて頑丈である。先端の近いところに一対の毒のうが皮膜に覆われている。やっかいなことにオニダルマオコゼは周囲に合わせて擬態するので、ダイバーや海水浴客が誤って踏みつけたりして被害にあう。

オニダルマオコゼを踏みつけると、刺棘は皮膚を二～三センチメートルも貫く。硬い棘だから折れずに毒液がたっぷり注入され、耐えがたい激痛で意識を失う。応急処置は傷口を水で洗ってから、四五℃前後のお湯に三〇分以上浸すことである。そして医療機関での治療が必要である。傷口が大

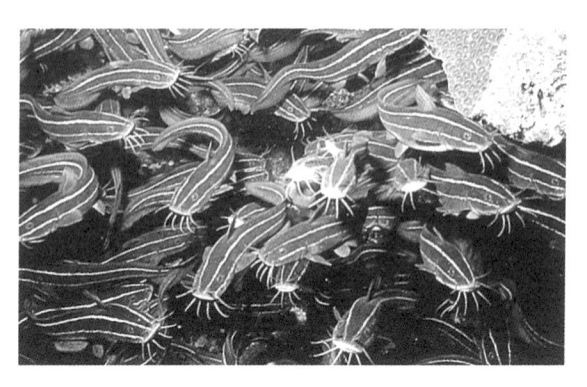

写真 20　ゴンズイ
群れをつくって集団で泳ぐ.（写真 20, 21 は小濱正博著『海洋咬刺傷マニュアル』, 1995 より）

きい場合、雑菌による感染症予防に抗生物質の投与を行う。背鰭一三本の棘のうち、三本以上が体を貫くと死亡する可能性がきわめて高くなるといわれている。

なお、日本では治療血清は生産されていない。刺棘毒に関する報告は少ないが、本体はタンパク質であり、カテコールアミン類などの低分子も含まれているようである。

（2）**ゴンズイ**

海にいるナマズの仲間で、浅い岩礁や砂地の浅い海に生息し、数十匹〜百匹ぐらいの群れになって泳いでいる（写真20）。幼魚の群れは「ゴンズイ玉」とよばれる。背鰭と胸鰭に毒棘がある。集団で泳いでいる状態では刺すことはないが、釣れたゴンズイを針から外すときに被害にあうことが多い。刺されると激痛が続き、患部は赤く腫れる。

（3）**ヒョウモンダコ**

体長一〇センチメートルほどの小さなタコである

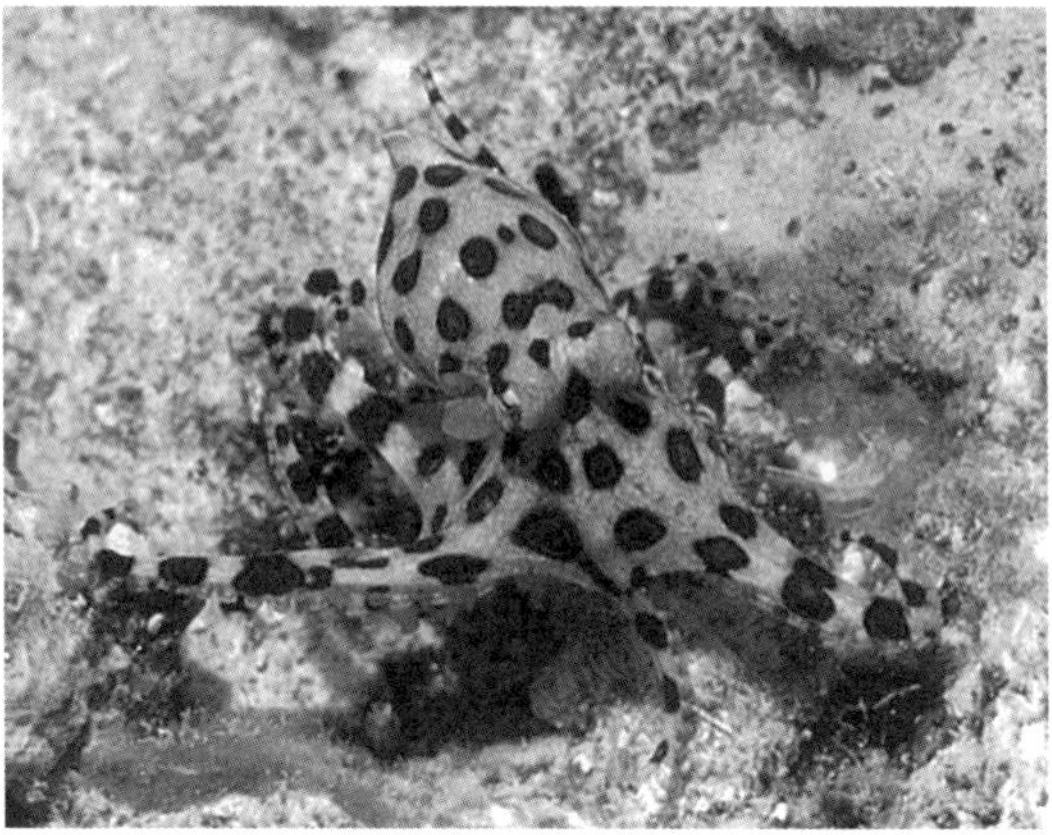

写真 21　ヒョウモンダコ
体は全体に青い輪状模様があり小さくかわいらしいタコであるが危険.

が、最も危険な海洋生物の一つといえる（写真21）。青い輪状模様が特徴で、暖海の岩礁やサンゴ礁の岩陰に生息している。日本では沖縄・鹿児島県が生息域とされている。

このタコはつつかれたりして刺激を受けると、青い輪状模様が身体の表面に濃く現れ攻撃的になる。八本の腕の中心部に開く口の中に鋭いくちばしがあり、獲物に咬みついて唾液腺からフグ毒と同じテトロドトキシンを分泌して麻痺させる。咬まれると一〇分後には麻痺・しびれを感じ始め、めまいが起こる。重症の場合には呼吸困難に陥ることがある。咬まれたらすぐに傷口から血液とともに毒を絞り出して水で洗い流す。

二〇〇九年一一月には福岡市の博多湾でヒョウモンダコが発見されている。二〇一一年八月、愛媛県西与市内の磯場でヒョウモンダコに咬まれた人が、手が腫れ、肩がしびれ

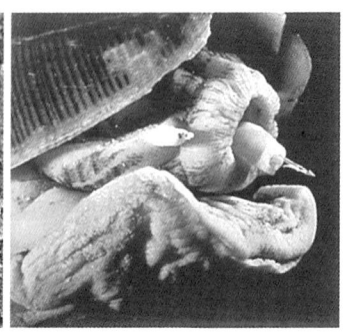

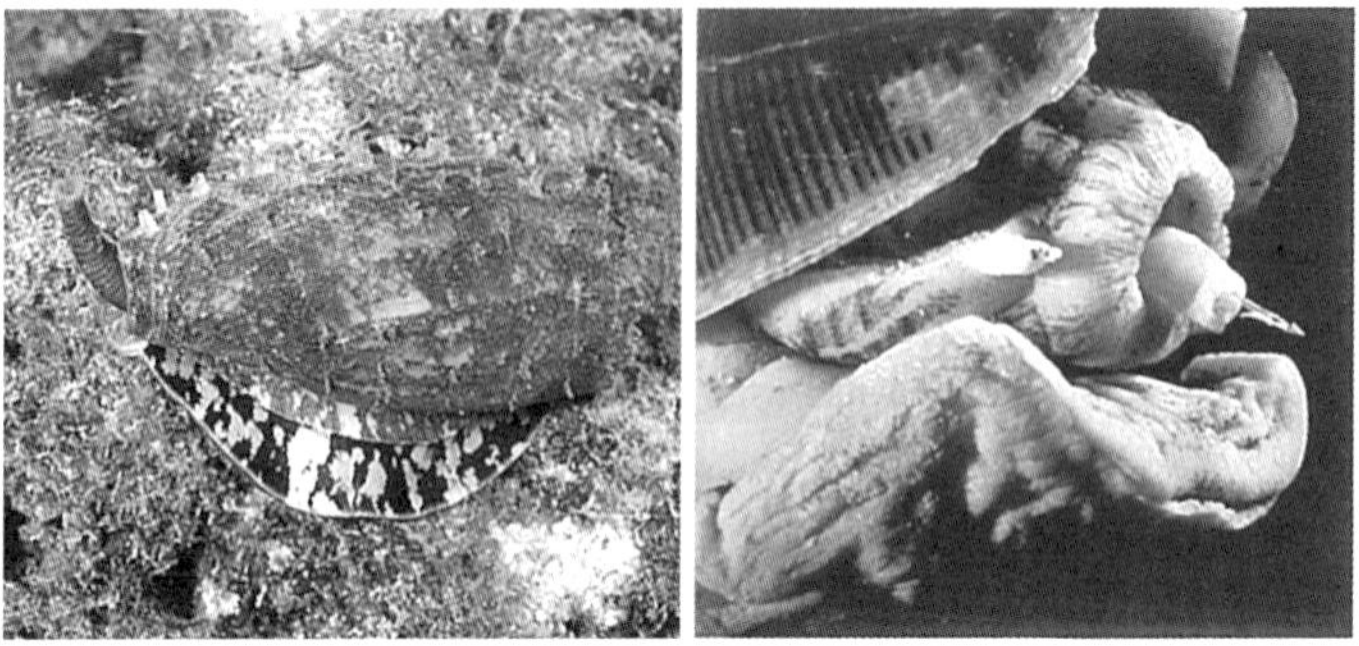

写真 22　アンボイナ（夜行性のイモガイ）
右は毒矢を出すところ（左：小濱正博著『海洋咬刺傷マニュアル』，1995 より．右上：新城安哲氏のご厚意による）

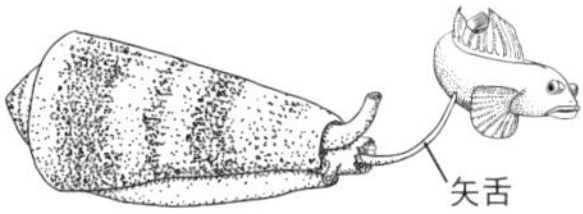

るなどして入院した。海水温の上昇により、生息域が北上している可能性がある。もし海で見かけても絶対に素手で扱ってはいけない。

（4）イモガイ

イモガイ類は肉食性の巻貝の仲間であり、毒矢を放って魚を刺し捕らえる射撃の名手である。熱帯・亜熱帯地域の浅いサンゴ礁に生息している。日本では紀伊半島から琉球列島にかけて分布している。イモガイは美しいので、毒があることを知らずに触って刺されることが多い。イモガイの毒矢（矢舌）は約一〇センチメートル先の獲物にまで伸びる。毒はアミノ酸の二〇個前後からなるペプチド性の神経毒で、致命的な害を与えることがある。

イモガイ類は世界で約五〇〇種が知られており、日本ではアンボイナ（写真22）、シロアンボイナ、タガヤサンミナシなどが代表的である。沖縄や奄美大島でよくみられるアンボイナは、殻高一〇センチメートル以上にも達する円すい形で、赤みのある幾何学的な模様が入った美しい貝である。アンボイナのペプチド毒は、神経系のナトリウムチャネルや神経伝達物質の伝達を阻害する神経毒である。刺されると、一五〜三〇分くらいで患部に麻痺が始まり、めまいや物が二重に見えるなどの症状が出る。口のしびれからしだいに骨格筋の麻痺が進む。受傷後数時間で死亡することがある。致死率は高い。治療薬はまだ開発されていないので、不用意に採集してはいけない。

その他の海遊びでの注意

海水浴後、水着が接触しているところに点々と虫に刺されたようなまだらの紅斑が出て、数時間経ってから発赤やかゆみが生じる海水浴後皮膚炎とよばれるものがある。これはカニやエビの幼虫、あるいはプランクトンなどが水着の下に付着して症状をひき起こしたものである。実際には海水や強い紫外線の影響もあるので、海水浴後はできるだけ早くシャワーを浴びたりして身体を洗うことである。

生物には、日周の活動や季節的な周期などのリズムがある。たとえば、体表に棘をもつラッパウニやオニヒトデは昼間、岩場などに隠れている。季節的な周期では、春の大潮は昼間の干潮が大きく海が浅くなるため、長い棘をもつガンガゼや背鰭に毒棘をもつハオコゼのような生物と接触しやすくなって、刺傷の被害が多くなる。夏の海水浴場では八月中旬を過ぎると、波が高くなりクラゲが発生しやすくなるので、カツオノエボシやアカクラゲなどの有毒クラゲによる被害が起こりやすい。

第三章　毒で死ぬ人々

A　自殺

現代のようにせち辛い世の中になると生活苦や借金苦から自殺も多い。いったいどれくらいの人が自分で命を断ち切り、どういう手段で死ぬのか、日米二国の状況をみてみよう。

厚生労働省の統計によれば、二〇一一年に日本全体での自殺者は三万五八四人で、男性が二万九一九人、女性が九六六五人であった。米国の統計は、国立衛生研究所によると、二〇〇七年に米国全土で三万四五九八人が自殺している。この数字で驚くことは、日本では米国より自殺が多いということである。米国の人口は日本の二倍半あるのに自殺の総数はほぼ同じなのである。

自殺する人は自殺する手段を選ばないといけないが、「手っとり早い」方法を使うことが多い。日本での二〇〇三年の統計をみると、縊死六四・四%、ガス一一・〇%、飛び降り八・六%、薬物四・〇%、溺死三・五%、飛び込み二・五%、その他が六・〇%である（図52）。

米国での二〇〇一年の統計では、銃による自殺が五五・一%、縊死が二〇・二%、毒や薬による自殺が一七・〇%、その他が七・七%である。米国では銃が自由に買えるので、自殺する人も銃を使うことが多い。日本では銃火器の所持は禁止されているので、銃による自殺はほとんどない。日本では縊首による方法が断然多い。ひもさえあればできるからである。米国でも銃の次に多いのがやはり縊死である。

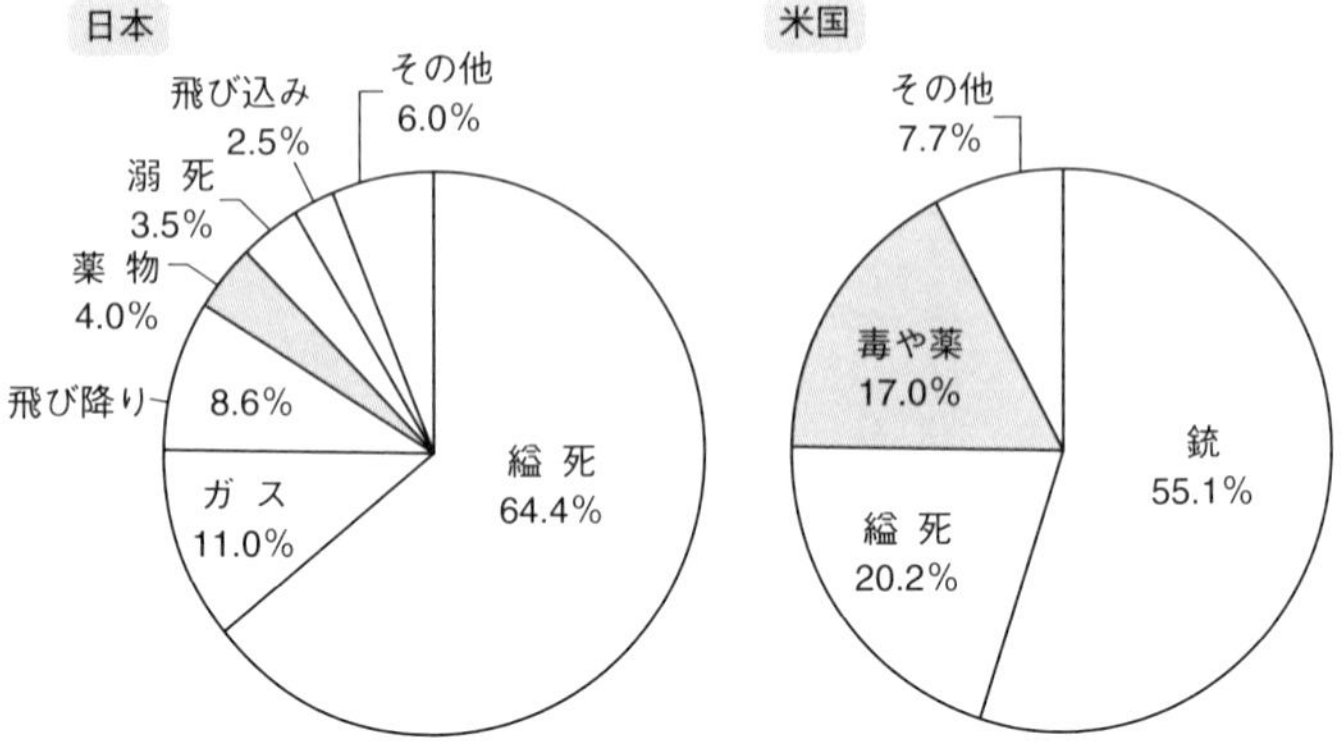

図 52　日本と米国の自殺の手段の割合（日本：2003 年厚生労働省調べ．米国：2001 年米国国立衛生研究所調べ）

自殺する人に共通する点は「楽に死にたい」ということである。刃物での自殺はどの国でも少ない。痛いからである。楽に死ぬにはあらかじめその方法の知識が必要である。米国で多い薬物自殺は睡眠薬や鎮痛剤を大量に飲むことによるものである。この方法だと眠ったまま死ねるので痛みを感じない。また、米国で多いのは車を使った一酸化炭素中毒による自殺である。ガソリンを燃やすと二酸化炭素のほかに一酸化炭素も必ず生成されるので、車庫を閉めたまま車のエンジンをかければ一酸化炭素が充満し、比較的楽に死ねるわけである。一酸化炭素と空気は比重がだいたい同じなのですぐに混合する。

ヨードチンキは家庭医薬常備品の一つであった。今では市販されていないのでいなくなったが、昔はヨードチンキを飲んで自殺する人もいた。

薬や毒で自殺した総数は米国疾病管理予防センターによる二〇〇一年の統計では五一九一人であった。自殺と事故死の判別が難しいこともあり、合わせて中毒死として処理されることが多い。

一九八〇年から二〇〇八年までの薬物による死亡統計が同センターから発表されたので、その要点だけを述べる。

統計のなかで薬による事故死、自殺などの数は年々上昇している。一九八〇年に薬物中毒死は米国全土で六一〇〇人であったのが、二〇〇八年には三万六五〇〇人と、六倍に増え、全中毒死の九〇%を占めている。今の世の中では、米国でも日本でも薬をどんどん使うようになったためである。

二〇〇八年の薬物中毒死（三万六五〇〇人）のうち、約四〇%（一万四八〇〇人）がアヘン系（麻薬性）のオピオイド鎮静薬による。そのうちモルヒネ、ヒドロコドン、オキシコドンによる死亡は一九九九年の二七〇〇人から、二〇〇八年には九一〇〇人に増えている。そのほかメタドンによる中毒死は一九九九年の八〇〇人から二〇〇七年の五五〇〇人に急増している。メタドンはアヘン系の合成鎮痛薬であるが、鎮痛薬として用いるほか、モルヒネなどによる中毒の治療薬としても使われている。

そのほかのアヘン系合成鎮痛薬のフェンタニルやプロポキシフェンも大量に使うと中毒死することがある。フェンタニルと聞くと、ロシアでの劇場占拠事件が思い出される。二〇〇二年、モスクワ劇場でテロリストが九二二人の観衆を人質に立てこもった。人質を救出するために使われた無力化ガスがフェンタニルで、一〇〇人以上が死亡した。以前私が大腸の検査をしたとき、全身麻酔の注射を受ける前に看護婦さんにどんな麻酔薬かと聞いたところ、フェンタニルだと返事したので、少しどきっとしたことを覚えている。

B　毒殺

毒殺は人類の歴史始まって以来つきものであった。中国人は大皿をテーブルに置き、食事する人全員が同じ皿から食べる。これも毒殺を防ぐ知恵から始まったものと思われる。毒殺は政治でもよく使われた。一九七八年、ブルガリア政府が英国とフランスで、政府に反対するブルガリア人を暗殺用「毒入り傘」で刺して殺したことはよく知られている。このとき使われた毒はリシンで、ヒマの種子から分離されたタンパク質である。ブルガリアは暗殺用「毒入り傘」を当事のソ連のKGBから譲り受けたとのことである。ヒマは世界中どこでも野生し、リシンはその種子からすぐとれるので、今でも生物テロに使われるのでないかと、米国政府は警戒している。

昔、米国政府の中央情報局もアラスカのウチムラサキガイから分離した毒素、サキシトキシンを使った。有名な例として、吹き矢の先にサキシトキシンを塗って、キューバのカストロ首相を暗殺しようとした。雇ったキューバ人がカストロに近づいて毒矢を吹き出そうとする前に捕まってしまい、計画は失敗した。

また米国はU‐2というスパイ飛行機を使って、常時ソ連領土上空から航空写真を撮っていた。そのうちにソ連の対空ミサイルも向上し、一九六〇年にU‐2を撃ち落とした。飛行士は落下傘で降り、捕虜となった。外国の上空を勝手に飛ぶことはもともと国際法違反である。U-2のパイロットは捕まったら自殺せよと命ぜられていた。自殺用として渡されていたのがサキシトキシンである。土壇場になって飛行士は命が惜しくなり、自殺するよりも捕虜となる道を選んだのであった。

これらはほんの二、三の例にすぎないが、政治の裏側やスパイ戦では、毒殺は常とう手段である。

数年前、私は台湾の法医研究所によばれて毒について講義をした。そのとき、ヘビ毒の検出法についても話してほしいという要望があった。その理由は、まだ台湾でヘビ毒を使用した毒殺は例がないが、将来起こる可能性があるからその準備として知りたいとのことであった。日本の警察も、タンパク質毒を使った毒殺による殺人事件に備えて、タンパク質毒のモデルとしてヘビ毒の検出法を学びに私の研究室に来たことがある。

米国でもヘビ毒による自殺やヘビに咬まれての事故死や毒殺があったので、毒を検出してくれという依頼があった。毒殺は数は少ないが、やはりあるのである。

中国では、英国人実業家ヘイウッド氏が重慶市党委員会書記（市長）である薄熙来氏の妻、谷開来夫人に毒殺された事件が、天安門事件以来の大ニュースになっている。私は香港の新聞や雑誌から詳細な報道を調べた。後述するように、毒殺では自殺とは違う条件が整っていることが多い。この事件は毒殺の条件に合う。ここでは要点を述べる。

二〇一一年一一月重慶のホテルでヘイウッド氏の死体が見つかった。死体はすぐに火葬にされ、公安当局は酒の飲み過ぎによる死亡と発表した。しばらく何も起こらず、死亡事件はこれで解決したように思われた。しかし重慶市の副市長で公安局長（警察）の王立軍氏が成都の米国領事館に逃げ込み、真実をばらしたことで、すべてが明るみに出た。王氏は調べているうちに谷夫人がこの事件に関与していることがわかったので、市長の薄氏に報告した。薄氏は激怒し、王氏の職を解くとともに、調査にあたった王氏の部下七人を逮捕、うち三人は殺害された。身の危険を感じた王氏は米国領事館に逃げ込んで身を隠したのである。

今のところわかった部分的な真相は、ヘイウッド氏は薄氏や谷夫人のお金数千億円を海外に移す役を務めていた。ところが金のいざこざで仲間割れし、谷夫人は使用人にヘイウッド氏を殺害するように命じた。毒は薄氏の部下からもらい、ヒルトンホテルの部屋で毒入り酒を飲ませた。ヘイウッド氏は少し飲んで吐き出したので、使用人が無理やり口の中へ毒を注ぎこんで毒殺した。

これでもわかるように、現代の社会でも毒殺は珍しいことではないのである。

毒殺の統計があまり信用ならないのは、毒死とわからず自殺や他の病気で死亡したとして片づけられることが多いためである。しかし、毒殺にはそれなりの特徴がある。

(1) 毒殺は計画的であることが多い

まず毒で人を殺そうとする場合、犯人であることを知られないように、いろいろ計画したり、準備する必要がある。

米国では殺人の処罰はだいたい二種類に分けられる。一つは計画性がなく殺した場合である。たとえば酒に酔って無意識のうちに人を殺す。車を運転して何かの間違いで人を轢き殺す。または口論中にかっとなって自制心を一時失って相手を殺すこともある。このように計画性なく人を殺した場合を「第二級殺人」といい、処罰は最高が無期懲役で死刑にはならない。しかし毒殺の場合は、はじめから計画して相手を殺そうと考え、準備してから行動に移る。ゆえに毒殺は必ず「第一級殺人」であり処罰も重く、死刑になりうる。

（2）毒殺事件では必ず加害者がいて、その人は毒について何らかの知識をもっている

台湾で有機リン系農薬のマラチオンを人に注射した殺人事件があった。加害者は友人に、人に知られずに殺すにはどうしたらいいか相談した。その友人は国立台湾大学化学工学の教授で、マラチオンを注射したらいいと教えた。実際に注射した加害者は死刑、その方法を教えた教授は無期懲役となり獄中で病死した。私はその先生の工業化学という課目をとったので今でもその先生の声と顔が頭のなかに残っている。何でそんなことになったのかいつも残念に思っている。

（3）毒物の入手の方法

殺人に使うような毒物をふつうの人はもっていない。そこでどうやって、どこから毒物を手に入れたかを明らかにすることは、調査するときの大事な用件のひとつでもある。

（4）被害者に近づきやすいという特殊な環境条件下にある

毒殺というと、①注射する、②エーテルのような揮発性の毒物を無理やり鼻に押しつけて窒息死させる、③飲物や食べ物の中に毒物を入れる方法が考えられる。つまり加害者は被害者の至近距離にいるという特殊な条件であることが多い。実際に米国でも日本でもこの条件に当てはまるのは「身内の人」、つまり夫婦とか父母、兄弟、子どもなどや恋人の間で起こることが多い。

（5）毒殺には動機がある

毒殺の場合の動機といえば、相手への憎悪か、金銭目的である。金銭目的で一番多いのは保険金

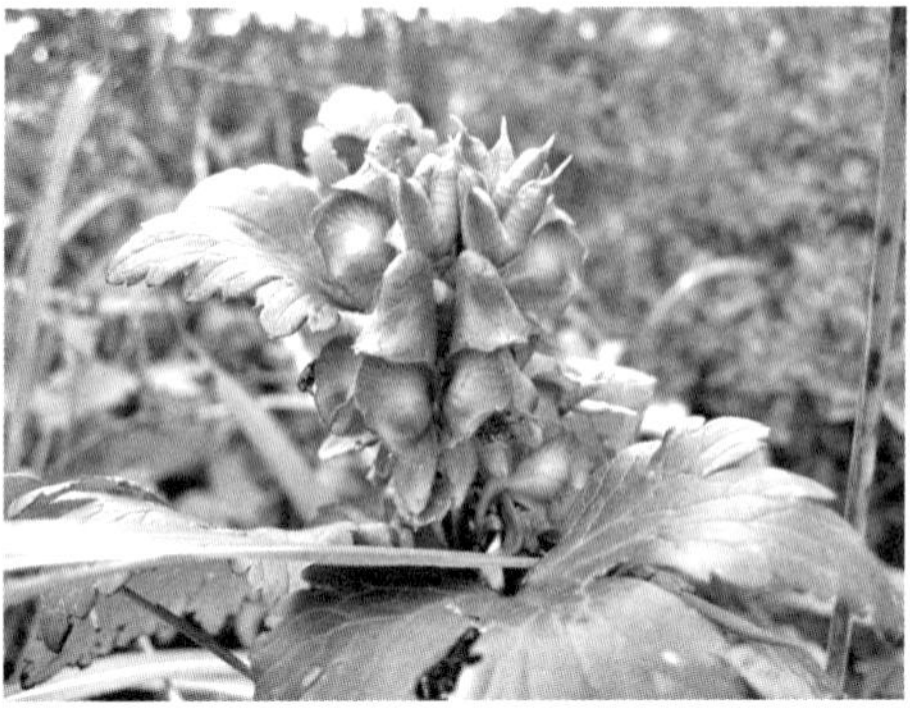

写真 23　ヤマトリカブトの花（大竹 力氏のブログ“磐梯山の力”，2005 年 10 月 7 日より）

殺人である。

日本で有名なトリカブト事件は一九八六年に起こった。新婚の女性が石垣島で突然死亡した。

妻は那覇の空港で夫と会いその後石垣島に行き、ホテルに着くなり嘔吐、腹痛、手足のしびれで死亡した。はじめは病死と思われたが、あとで妻に二億円近い保険金がかけられていたことが発覚した。夫が薬局で注射筒や針、精製水、純エタノール、カプセル剤を購入していたこと、また家でトリカブトを栽培していたこともわかった。死体から採取して保存していた血を、死後数年経ってから分析したところ、トリカブトの毒成分アコニチンとフグ毒のテトロドトキシンが確認された。また猛毒のクサフグも大量に購入していたことが判明した。

これらは状況証拠であり、夫が妻に飲ませたところを目撃した人はいないが、保険金目的で妻を殺したことはだいたい予想がつく。夫は毒物に精通し、また実際に毒物を入手していた。さらに保険金を手に入れようとして保険会社に申請した。保険金入手という動機があって、計画的な毒殺であったと想像された。

もう一つ日本で有名な毒殺事件が、一九九六年に和歌山県で起きたヒ素入り毒カレー事件である。この場合も状況証拠で死刑の判決が下った。

この事件でも、被疑者の夫が白アリ駆除の専門家なのでそれに使うヒ素をもっていたことから、「毒物の入手」と「精通性」の条件に当てはまる。しかしどうして事件を起こしたのかという「動機」ははっきりしていない。町の人を殺しても保険金が入るわけでもないので、「金のための動機」は考えられない。一般に特定の人を毒殺するのでなく、多くの場合「無差別殺人」は動機がつかみにくく、その個人のゆがんだ個性によることが多い。

毒殺の共通点は加害者が被害者に近づきやすいことと、毒物についての知識があることである。毒物は飲物や食べ物、薬の中に混ぜたりするので、加害者はいつも接触している人や家族の場合が多い。

飲物や食べ物は誰から出されたのかを問わず、もし変な味やにおいがあれば口に入れないことである。

一つだけ例をあげよう。二〇〇〇年に奈良市の看護婦が気管支拡張剤、硫酸サルブタモールで長女を殺害して、かけた保険金三千万円を手に入れようとした。長女は母親がつくった弁当や飲物を食べたり飲むたびに病気になった。食べ物や飲物に変な味がするので食べないでいると、母親が栄養をとらないといけないと言って、いつも無理に食べさせた。尿検査の結果、硫酸サルブタモールのほか、リドカインや殺菌・消毒剤など五種類の毒物が発見された。二〇〇二年の裁判で母親は懲役三年の実刑を言い渡された。この母親は二女や長男にも保険金をかけて毒殺したことが判明したが、証拠が不十分で、長女の殺害未遂の件でのみ裁かれることとなった。

過去の例をみるとカレーの中に毒を入れることが多い。カレーは味が濃いので、毒の味やにおいを消すことができるからだろう。和歌山県で起きた毒入りカレー事件、ベトナムやインドでも青酸カリをカレーライスに入れて食べさせた例がある。

米国ではヒ素をアイスクリームに入れて入院している夫に毎日食べさせて死亡させた例がある。これも保険金ねらいであった。

毒殺にはまた、ただ人を殺すだけの無差別事件が各国で起こっている。米国の薬局で売られている解熱剤タレノールの中に青酸カリを入れ、数人が死亡した事件が約二〇年くらい前にあった。犯人は今でも誰なのかわからない。日本でも自販機の外側にコーラが置いてあり、ただ飲みできると思った人が飲んで死亡したケースがある。薬や食料品を買うときは、破れたり封が空けられた箱の物は絶対に買うべきではない。

C　毒物による死刑執行

死刑執行には絞殺、銃殺による物理的な方法と高圧電力による電気椅子、化学法としては青酸ガ

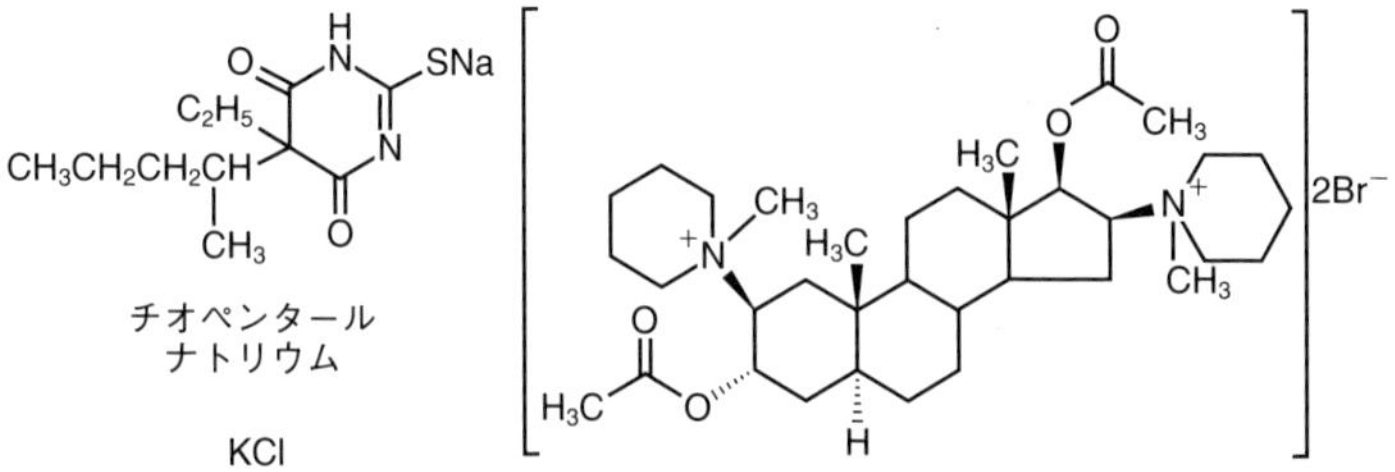

チオペンタール
ナトリウム

KCl
塩化カリウム

臭化パンクロニウム

図 53　アメリカの死刑執行に使われる3種の薬物．主薬はチオペンタールナトリウムである

スによるものなどがあるが、完全に死ぬまでの苦痛は大きい。なるべく苦痛を与えず、死後もまわりの環境が比較的清潔なことが望ましいことから、薬物注射による死刑が一九八三年に米国で初めて実現した。現在では米国の各州ではこの方法が最も一般的となった。全米では三五州がこの方法で死刑を行っている。

主薬はチオペンタールナトリウムで、臭化パンクロニウムは筋肉の弛緩剤、塩化カリウムは心臓を完全に停止させる薬である（図53）。チオペンタールナトリウムは一種の麻酔剤である。麻酔剤というのは一時的に意識を消すため、その間に手術などをしても痛みを感じない。意識のない間に残りの二種の薬で死を完全にさせるのである。

チオペンタールナトリウムは米国ではホスピーラという一社だけが製造していた。しかし、薬を作る材料の仕入れが困難なこともあり、また死刑にも使われたくないので、二〇一〇年から製造を停止した。そこで英国やイタリアの会社から輸入することにした。しかしイタリアの会社も英国の会社も、死刑には使っていけないという条件つきである。

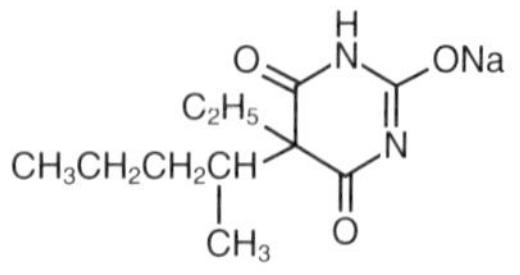

人の死刑に使うチオペンタールナトリウムと構造がよく似ている

図 54　動物用麻酔剤ペントバルビタールナトリウムの化学構造

困るのは死刑を執行しようとする各州である。輸入許可証のない外国の会社から買った薬を死刑に使っている州もあるが、米国の食品医薬品局が布告を出し、輸入許可証のない外国製品を使っての死刑はいけないと通知した。

そこでオハイオ州では動物の麻酔に使うペントバルビタールナトリウム（図54）だけを使って死刑を執行した。この動物用の麻酔剤を初めて死刑に使ったのはオクラホマ州で、二〇一〇年のことである。ところがペントバルビタールナトリウムは米国で製造しておらず、デンマークの会社が作っている。この会社も死刑に使ってはいけないという条件つきなので、チオペンタールナトリウムにしろペントバルビタールナトリウムにしろ、在庫がなくなれば死刑に使えなくなる。各州は、薬が手に入らなければ、法律を改正して銃殺刑に変えようと考えている。

科学のとびら 51

社会のなかに潜む毒物

二〇一二年六月二一日 第一刷 発行

編著者 ANTHONY T・TU
発行者 小澤美奈子
発行所 株式会社 東京化学同人
東京都文京区千石三-三六-七(〒一一二-〇〇一一)
電話 〇三-三九四六-五三一一
FAX 〇三-三九四六-五三一六

印刷・製本 日本フィニッシュ(株)

 ISBN978-4-8079-1291-9